Dr Louis CADET
Interne des Hôpitaux.

Contribution à l'Etude des Goîtres Intra-thoraciques

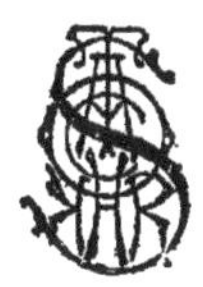

LYON
A. STORCK ET Cie, IMPRIMEURS-ÉDITEURS
8, Rue de la Méditerranée, 8

—

1905

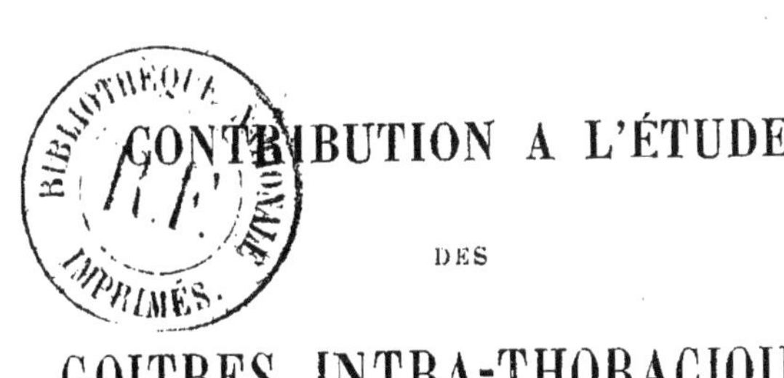

CONTRIBUTION A L'ÉTUDE

DES

GOITRES INTRA-THORACIQUES

Dr Louis CADET
Interne des Hôpitaux

Contribution

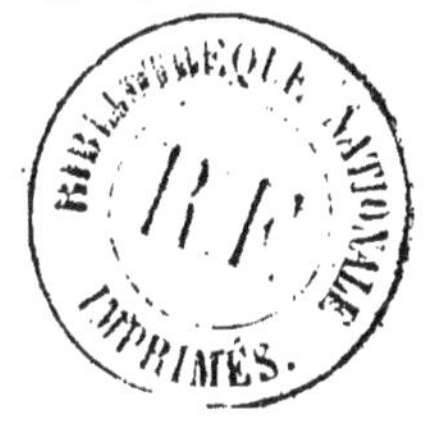

à l'Etude

DES

Goîtres Intra-thoraciques

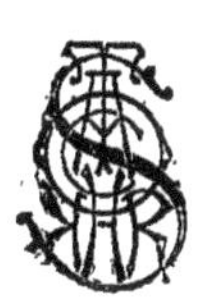

LYON
A. STORCK ET Cie, IMPRIMEURS-ÉDITEURS
8, Rue de la Méditerranée, 8

1905

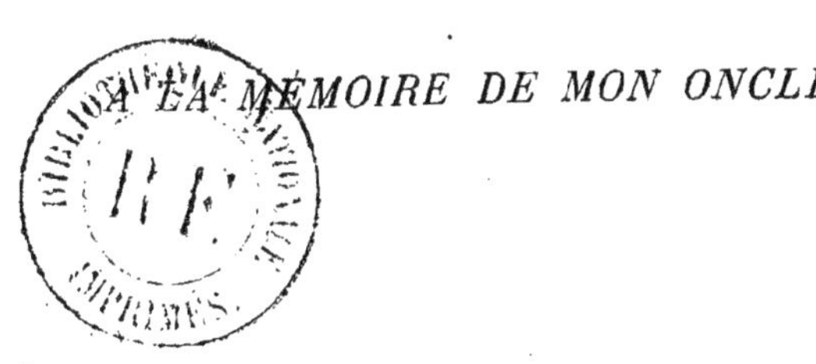

A LA MÉMOIRE DE MON ONCLE

A MES PARENTS

A MON PRÉSIDENT DE THÈSE

le Docteur E. ROLLET

Professeur de Clinique ophtalmologique

A MES MAITRES DANS LES HOPITAUX

EXTERNAT :

M. le Professeur agrégé ROCHET

M. le Professeur agrégé VALLAS

M. le Professeur LÉPINE

M. le Professeur agrégé ROQUE

INTERNAT :

A la mémoire du Professeur GAILLETON

M. le Professeur agrégé PAVIOT

M. le Professeur agrégé GANGOLPHE

M. le Professeur agrégé DEVIC

M. le Professeur ROLLET

M. le Professeur A. POLLOSSON

Nous remercions aussi MM. Vignard, chirurgien des hôpitaux ; Nové-Josserand, professeur agrégé, chirurgien des hôpitaux ; Weill, professeur de clinique infantile, et Commandeur, accoucheur des hôpitaux, professeur agrégé, du temps malheureusement trop court passé auprès d'eux.

A mes collègues de l'internat, en souvenir des bonnes années passées ensemble. Merci à nos amis Monod et Bentter pour la complaisance avec laquelle ils nous ont aidé à la traduction des mémoires étrangers.

INTRODUCTION

Ayant eu, au cours de notre internat, l'occasion d'observer quelques cas de goître intra-thoracique qui avaient passé inaperçus pendant la vie ou qui avaient été pris pour autre chose, nous eûmes la curiosité de chercher dans la littérature ce qui avait été écrit à ce sujet. Nous trouvâmes dans les publications françaises et surtout dans les travaux de l'École lyonnaise de nombreux documents épars. En cherchant ensuite dans les ouvrages allemands, nous fûmes surpris de la quantité de monographies et de travaux d'ensemble qui avaient paru sur cette question, tellement qu'après les avoir lus, nous étions bien convaincus qu'il n'y avait rien à ajouter. Était-ce faire œuvre utile que de consigner le résultat de nos lectures et de quelques observations ? Nous avons pensé que cela pourrait faciliter la tâche de ceux qui feront de nouvelles recherches et qu'en médecine on a toujours le droit d'apporter des faits.

Toutefois nous ne rapportons pas toutes les observations que nous avons consultées. Nous avons éliminé d'abord celles qui n'avaient pas été suivies d'autopsie ou de vérification opératoire. Parmi les autres, nous avons choisi les plus typiques.

Nous ne comprenons pas dans cette étude les tumeurs malignes, ni les variétés de goître intra-thoracique appelés rétro-pharyngo-œsophagiens, rétro-trachéaux, intra-trachéaux.

Par contre nous insistons sur les troubles pulmonaires et cardiaques d'origine goitreuse dans un chapitre spécial que nous devons à la collaboration de notre ami et collègue Bériel.

DEFINITION

Quand on lit les travaux publiés sur les tumeurs thyroïdiennes qui sont en totalité ou en partie contenues dans la cavité thoracique, on trouve des appellations très différentes qui ne peuvent que prêter à la confusion. C'est ainsi qu'on parle de « goître suffocant », de « goître plongeant », de « goître rétro-sternal », de « goître rétro-claviculaire », de « goître médiastinal », de « goître en dedans », expressions qui indiquent assez bien la variété de goître à laquelle on a affaire, mais qui ne permettent pas une description d'ensemble. Nous avons pensé qu'il était préférable de les appeler intra-thoraciques, désignant par là une tumeur ayant pris naissance aux dépens de la glande thyroïde normalement située ou non et étant en totalité ou en partie contenue dans le thorax. Nous disons en totalité ou en partie car, en effet, comme nous le verrons dans la suite, la tumeur est le plus souvent à la fois intra et extra-thoracique ; elle peut même n'avoir que sa partie inférieure engagée dans l'orifice supérieur du thorax, mais cela suffit pour que, anatomiquement et surtout cliniquement, elle mérite le nom d'intra-thoracique.

CHAPITRE PREMIER

VARIÉTÉS ET PATHOGÉNIE

Il y a des cas de goître intra-thoracique qui sont dus à ce que la glande thyroïde occupe une situation anormale. C'est ainsi qu'on peut la trouver très bas située, en partie cachée derrière le sternum comme dans le cas de Nühn rapporté par Wœlfler : « Toute la glande était située très bas, l'isthme derrière le sternum. Le lobe droit atteignait le bord supérieur de la crosse aortique et son extrémité inférieure remplissait complètement l'espace situé entre le tronc artériel brachio-céphalique et la carotide gauche. » C'est à une anomalie de ce genre que Kocher donne le nom de thyréoptose. Ce sont des cas dans lesquels le larynx et la trachée sont situés plus profondément, de telle sorte que la glande thyroïde se trouve au niveau de l'ouverture supérieure du thorax, n'étant quelquefois plus perceptible au cou.

De même il arrive que l'isthme soit distinct des deux lobes de la glande, constituant alors à lui seul un troisième lobe (*glandulæ tripartitæ* de Grüber) qui n'est plus relié aux autres que par un tissu conjonctif plus ou moins lâche. On comprend que dans ces cas cette portion ainsi libre puisse facilement s'insinuer derrière le sternum.

Krœnlein a rapporté un cas dans lequel un prolongement congénital du lobe droit allait jusqu'au péricarde. Mais ce doit être exceptionnel.

Enfin le goître peut avoir pris naissance aux dépens des glandes thyroïdes accessoires inférieures. On sait en effet qu'il persiste quelquefois des vestiges du bourgeon médian.

Wœlfler a décrit une glande accessoire située au niveau de la crosse aortique (*aortadrüsen*). Meuron, chez des embryons de sélaciens et de batraciens, a décrit des bourgeons supra-péricardiques. Grüber, sur 100 individus a trouvé une fois une glande accessoire située sur la ligne médiane, au-dessous de l'isthme, presque sur la trachée et dans 10 p. 100 des cas des glandes situées sur les côtés de la trachée. Mais en réalité de tels faits sont rares. Il n'en existe que quelques observations et encore ne sont-elles pas toutes exemptes de critique. C'est qu'en effet, dans les cas où la tumeur a été l'objet d'une intervention chirurgicale, il n'a guère été possible au chirurgien de se rendre compte des rapports exacts qu'affectait la tumeur avec la glande normale et on a pu prendre pour un vrai goître accessoire une tumeur qui était reliée à la glande thyroïde par des tractus conjonctifs plus ou moins faibles, mais suffisants pour montrer qu'il s'agissait d'un faux goître accessoire. Toutefois les cas suivants semblent bien prouver que de telles tumeurs peuvent exister.

OBSERVATION I (ZENKER ET ZIEMSSEN)

Chez une femme dont le lobe thyroïdien droit était en grande partie suppuré, on voyait au niveau du bord postérieur du lobe gauche un peu hypertrophié et un peu au-dessous de lui, deux glandes thyroïdes accessoires complètement séparées de la glande principale. L'inférieure était la plus grosse, paraissait hypertrophiée et mesurait 5 centimètres de long, 3 cent. 1/2 de large, 1 cent. 1/2 d'épaisseur. Elle était située entièrement entre la colonne vertébrale et l'œsophage et comprimait la paroi postérieure de cet organe.

OBSERVATION II (D'AJUTOLO)

Une femme de quatre-vingt-quatre ans était depuis deux ans à « Ospedale maggiore in Bologna » pour des accès de suffocation avec stase dans le territoire de la veine cave supérieure. Elle mourut dans un de ces accès à la fin de janvier 1889.

Autopsie. — La glande thyroïde est hypertrophiée. Elle est partagée sur la ligne médiane par un sillon vertical profond. Le lobe droit est plus gros que le gauche et se prolonge en bas et en arrière jusque dans le creux sus-claviculaire. Il comprime la carotide primitive et la jugulaire interne contre le sternum et la trachée et l'œsophage vers la gauche. Sa longueur égale 9 centimètres. Sa plus grande largeur égale 5 centimètres, sa plus grande épaisseur égale 3 centimètres. Le lobe gauche égale 5 centimètres de long, 4 centimètres de large, 3 centimètres d'épaisseur. Il présente au niveau de son bord supérieur deux prolongements. L'un se dirige en haut et en dedans : c'est la pyramide de Lalouette, qui s'étend sur une longueur d'environ 2 centimètres sur le cartilage thyroïde. L'autre, situé en dehors du précédent, est long et épais d'un centimètre, il se dirige en bas et se cache sous l'artère thyroïdienne supérieure gauche. Entre le lobe droit et l'artère thyroïdienne supérieure droite se trouve à la hauteur du bord inférieur du cartilage thyroïde une petite tumeur du volume d'une noisette, de couleur rosée, de consistance élastique qui montre à la coupe un grand nombre de grains colloïdes. Elle a la forme d'une grosse virgule et est séparée de la thyroïde normale par un feuillet de l'aponévrose du cou. Elle reçoit son sang de l'artère thyroïdienne supérieure droite.

Au-dessous de la glande thyroïde nous trouvons sur la ligne médiane une autre tumeur semblable du volume d'une châtaigne, à base en haut, sommet en bas. Elle est rose, élastique et séparée de la thyroïde normale par un sillon profond comblé par du tissu conjonctif lâche et des vaisseaux. De la partie supérieure de cette tumeur naît un cordon fibro-vasculaire qui s'engage dans le sillon séparant les deux lobes de la thyroïde normale et qui atteint en haut la pyramide de Lalouette. Ce cordon renferme une veine et une branche de l'artère thyroïdienne supérieure gauche. La tumeur reçoit aussi du sang de l'artère thyroïdienne inférieure droite.

On trouve une troisième tumeur semblable entourée de beaucoup de graisse dans le médiastin antérieur, en rapport en avant avec la fourchette sternale qui la cache complètement, en arrière avec la crosse de l'aorte et le tronc veineux brachio-céphalique gauche, sur les côtés avec les poumons et en bas avec le péricarde. Elle a la forme d'un cœur un peu aplati d'avant en arrière avec une base supérieure et un sommet inférieur. Elle est rouge cerise, parsemée de points variant du bleu sombre au jaune clair. Sa consistance est fibro-élastique, sa surface lobulée. La largeur à la base égale 5 centimètres, la hauteur égale 4 cent. 3, l'épaisseur égale 1 cent. 2. A la coupe, on a un aspect jaune granulé, à moitié translucide. Elle reçoit son sang de l'artère thyroïdienne inférieure droite et de l'artère mammaire interne droite.

Ces trois tumeurs sont entourées par l'aponévrose moyenne du cou et jouissent d'une certaine mobilité. L'examen microscopique montra que ces trois tumeurs étaient constituées par du tissu thyroïdien plus ou moins transformé et entourées d'une capsule conjonctive épaisse et richement vascularisée. La principale différence avec le tissu thyroïdien était la présence de quelques vésicules assez grosses remplies de substance colloïde entourée d'une plus ou moins grande épaisseur de tissu conjonctif. Les poumons sont çà et là adhérents à la plèvre pariétale. Un peu d'emphysème sur les bords antérieurs. Congestion et œdème dans les autres parties. Le cœur présente une hypertrophie excentrique. L'artère pulmonaire est dilatée, plus encore l'aorte qui a des plaques nombreuses d'athérome. Les viscères abdominaux sont séniles. La colonne vertébrale présente une cipho-scoliose à concavité gauche.

La grande majorité des goitres intra-thoraciques vient de la glande thyroïde en situation normale et on peut observer ici tous les degrés.

Le cas le plus simple et aussi le plus fréquent est celui où un goître cervical en se développant s'est insinué par son extrémité inférieure, derrière le sternum ou la clavicule, de telle façon qu'une portion plus ou moins grande de la tumeur est intra-thoracique. Ce sont les cas qui sont signalés dans les observations sous le nom de gloîtres plongeants.

A un stade plus avancé, la portion intra-thoracique de la tumeur peut être considérable et devenir égale à la portion cervicale. C'est à ce moment-là seulement que pour Kocher elle mériterait le nom d'intra-thoracique.

Il peut arriver aussi qu'une tumeur, ayant pris naissance au niveau du cou, descende peu à peu en se pédiculisant : « Ce sont le plus souvent, dit Wœlfler, des adénomes fœtaux qui, ayant pris naissance aux dépens de l'isthme ou des lobes latéraux, amincissent la substance corticale de la glande ou même la déchirent pour n'être plus recouverts que par les enveloppes fibreuses. Celles-ci s'étirent, forment un pédicule et la tumeur est très mobile. Elle peut se mouvoir le long du cou, disparaissant dans le thorax à l'inspiration pour monter à l'expiration. C'est le « goître voyageur » de Wœlfler, celui que les malades apprennent eux-mêmes à soulever lorsque, descendu, il gêne la respiration. Les observations suivantes, empruntées au mémoire de Philippeaux, montrent qu'il est connu depuis longtemps et que les chirurgiens s'étaient ingéniés à soulager les malades porteurs de telles tumeurs.

OBSERVATION III

(In Bonnet : *Traité des Sections tendineuses*, p. 597.)

Une jeune fille de Châlons, de quatorze à quinze ans, me fut amenée en 1838 ; sa respiration était tellement gênée que l'asphyxie paraissait imminente. Ses lèvres, toute sa face étaient violettes ; ses yeux fixes et saillants, injectés ; sa poitrine haletante. Un médecin qui l'accompagnait me fit remarquer que l'oppression dépendait d'une tumeur placée au devant de la trachée artère, et que lorsqu'on plaçait un doigt de manière à maintenir soulevée cette tumeur, qui était du volume d'un œuf de poule, l'oppression cessait immédiatement. Je vérifiai à plusieurs reprises la justesse de cette observation et, en cherchant à me rendre compte du soulagement complet et immédiat qu'on pouvait produire en maintenant la tumeur soulevée, je m'arrêtai à cette idée que l'oppression se manifestait toutes les fois que la tumeur s'engageait entre le sternum et la trachée, et qu'elle cessait lorsqu'on la maintenait élevée au dessus de cet os. Évidemment il y avait oppression dans le premier cas parce que le sternum forçait la tumeur à se porter contre la trachée artère.

Éclairé par l'observation qui m'avait été communiquée et par l'interprétation que j'avais trouvée du phénomène si remarquable que nous présentait cette malade, je lui fis construire un appareil qui, agissant à la manière du doigt, maintenait la tumeur constamment élevée au-dessus du sternum. Dès qu'elle fit usage de cet appareil, elle revint en quelque sorte à l'existence. Tant qu'elle le portait elle n'avait aucun symptôme d'oppression, mais si elle négligeait d'en faire usage, la gêne de la respiration revenait avec son intensité première. Pendant un mois elle fut obligée de le porter constamment. Au bout de ce temps, la tumeur ayant considérablement diminué par l'emploi des frictions iodées, elle put en suspendre l'usage. Les symptômes n'étaient plus inquiétants et les résolutifs purent être librement continués jusqu'à la disparition complète du mal.

OBSERVATION IV (Bonnet)

(In mémoire de Philippeaux, *Gazette médicale de Paris*, 1851.)

Une femme de Tarare, âgée de trente-huit ans, éprouvait depuis quatre années environ une très grande gêne dans la respiration. La moindre marche rendait sa poitrine haletante et sa respiration courte. La toux se manifestait alors et ne s'arrêtait que lorsque la malade prenait un peu de repos. A son retour des eaux du Mont-Dore, se sentant de plus en plus oppressée, elle vint consulter M. Bonnet, qui, croyant de prime abord avoir affaire à un catarrhe chronique, lui prescrivit quelques expectorants qui furent sur elle sans aucune espèce de succès. Comme la voix singulièrement altérée faisait entendre le bruit de cornage que nous avons déjà mentionné, ce signe mit M. Bonnet sur une voie nouvelle de recherches. Il examina attentivement le cou de cette malade et reconnut immédiatement, en arrière de la partie interne de la clavicule, tout près du sternum et du côté gauche, une tumeur du volume d'un gros œuf dépendant de l'hypertrophie du lobe gauche de la thyroïde. Il chercha à la soulever, et ayant réussi à la replacer, la malade éprouva un bien-être momentané dans sa respiration. Nul doute que cette tumeur, par sa situation, comprimait la trachée-artère, puisque l'oppression revenait lorsque la tumeur reprenait sa place habituelle.

Entrée dans la maison de santé de Mlle Delaunay en janvier 1851, M. Bonnet fixa la tumeur au-dessus de la clavicule par des épingles et par une cautérisation profonde avec la pâte au chlorure de zinc laissée à demeure pendant trois jours. La tumeur ayant alors contracté des adhérences avec les tissus où elle avait été déposée, la respiration ne fut plus gênée, et la malade éprouva un sentiment de bien-être parfait. Son état était tellement changé, que M. Gonin, son médecin, fut pour ainsi dire émerveillé du succès d'une opération qu'il avait probablement, sinon blâmée, du moins regardée à peu près comme inutile.

De pareils goitres peuvent rester ainsi pendant longtemps, mais, en général, ils finissent par devenir complètement intra-thoraciques, soit qu'ils aient grossi et ne puissent plus ressortir, soit que des adhérences contractées avec les organes du médiastin les fixent définitivement. On aura alors une tumeur intra-thoracique qui ne sera plus reliée à la glande que par un pédicule. On comprend que de tels cas, comme nous le disions plus haut, aient pu en imposer pour de vrais goitres accessoires.

On observe encore d'autres variétés de goitre intra-thoracique.

Kaufmann, en 1883, a consacré un intéressant travail au goître rétro-pharyngo-œsophagien.

Krœnlein, en 1884, a étudié le goître rétro-trachéal.

Enfin, il y a des cas de goître intra-trachéal. Mais

ce sont là des faits très rares et nous ne nous en occuperons pas.

Nous venons de passer rapidement en revue les différentes variétés de goître intra-thoracique. Nous avons dit que le plus souvent il s'agissait de goîtres ayant pris naissance au niveau du cou et descendus secondairement dans le thorax. Pourquoi se fait cette descente ? Depuis longtemps les auteurs ont expliqué ce phénomène par la résistance qu'éprouvait la tumeur de la part des muscles et aponévroses du cou. On a objecté que souvent ces muscles étaient atrophiés, que les aponévroses étaient amincies et que par suite ils ne pouvaient offrir un obstacle sérieux au développement de la tumeur. Nous ne voulons pour preuve du contraire que le fait de voir les accidents de compression céder à l'incision des parties molles, en même temps que la tumeur vient faire hernie entre les lèvres de l'incision. Mais si, de ce côté, le développement de la tumeur est arrêté, nous savons qu'anatomiquement, en arrière de l'aponévrose moyenne, le cou communique assez largement avec le médiastin et que, de ce côté-là, la résistance opposée à la tumeur sera assez faible. Si on ajoute à cela que la tumeur est sollicitée à descendre à chaque mouvement d'inspiration, fait qui est mis en évidence dans le « goître voyageur », on comprend facilement comment se fait la descente du goître à condition qu'il soit suffisamment mobile.

Il nous a semblé que chez les vieux on pouvait invoquer un autre mécanisme de la disparition de la glande thyroïde dans le thorax. En effet, avec l'âge, il est fréquent de voir la colonne vertébrale s'incurver et s'affaisser dans sa partie cervico-dorsale, de telle façon que la tête se penche en avant, le menton se rapprochant du sternum, qui, lui, paraît subir un mouvement d'ascension, l'orifice supérieur du thorax avalant pour ainsi dire la base du cou. Les observations suivantes nous paraissent démontrer ce que nous avançons.

OBSERVATION V (résumée)

(Due à l'obligeance de M. le professeur Lépine.)

Mme R..., cinquante-sept ans, entre dans le service de M. le professeur Lépine, pour des douleurs en ceinture et de la rétention d'urine.

Bonne santé antérieure. Aurait toujours eu un peu de voussure du dos. Aurait eu un gros cou à un moment donné. Elle est sujette aux palpitations.

Il y a deux mois, douleurs en ceinture, puis dans les jambes.

A l'entrée. — Cyphose dorsale moyenne, cou court, tachycardie, tremblement des doigts. Un peu d'exophtalmie, paraplégie spasmodique, rétention d'urine.

Oppression progressive. Mort en huit jours.

Autopsie. — Symphyse pleurale ancienne à droite. Congestion diffuse des deux poumons. Ganglions trachéo-bronchiques gros et noirs. Cyphose assez prononcée.

Le corps thyroïde apparaît dès qu'on a enlevé le sternum qu'il dépasse très peu par en haut. Il représente une masse du volume de deux poings, à peu près symétrique occupant le médiastin antérieur. La trachée est déviée légèrement à droite, nettement coudée en avant (au-dessus de l'isthme) où elle est notablement rétrécie. Les deux lobes sont hypertrophiés, piriformes, ayant 11 centimètres de hauteur à droite,

10 centimètres à gauche, 6 centimètres de profondeur, 6 centimètres de largeur totale. Les vaisseaux se sont creusés un lit sur les faces externes. La tumeur descend jusqu'au douzième anneau et pèse 700 grammes.

A la coupe, kystes multiples, petits, mucoïdes.

OBSERVATION VI (résumée)

(Due à l'obligeance de M. le Dr Paviot.)

Femme B... quatre-vingts ans, entre au Perron en décembre 1902.

A son entrée le diagnostic porté était : sclérose rénale; gros cœur ; circulation veineuse variqueuse et supplémentaire du bras, de l'aisselle et de la région pectorale à droite; cyphose cervico-dorsale assez marquée.

Un examen minutieux du cou et du thorax ne permit pas de trouver la cause de cette dilatation veineuse.

9 juin 1903. — Autopsie. Le corps thyroïde qui ne fait pas extérieurement de saillie exagérée présente une partie hypertrophiée plongeant environ de 5 centimètres derrière le sternum. Il enveloppe la trachée sans y laisser de traces de compression.

OBSERVATION VII (résumée)

(Due à l'obligeance de M. le Dr Paviot.)

Femme V..., cinquante-deux ans, entre au Perron, salle Ferry, le 15 septembre 1900.

A son entrée, on fait le diagnostic de tuberculose fibreuse des poumons ; ostéomalacie ; troubles moteurs des membres inférieurs. Le corps thyroïde présente un lobe médian nettement hypertrophié. Toutefois, la malade prétend que cette hypertrophie a été beaucoup plus considérable il y a quelques années.

Mars 1902. — Depuis son entrée, la malade présente une

déformation de la colonne cervicale qui s'est infléchie et tassée en même temps, de telle sorte que le menton se rapproche du sternum. Le goître a totalement disparu.

14 septembre 1902. — La malade meurt de broncho-pneumonie. L'autopsie confirme le diagnostic clinique. Mais on trouve le corps thyroïde plongeant derrière le sternum, le lobe médian paraît augmenté de volume. On trouve à son intérieur un kyste du volume d'une noix rempli d'un liquide incolore et circonscrit par une paroi blanchâtre, fibreuse.

CHAPITRE II

ÉTIOLOGIE

Une chose certaine, c'est que parmi les goîtres à situation anormale, les intra-thoraciques sont les plus fréquents. Mais, lorsqu'il s'agit de préciser, on trouve dans les statistiques publiées de grosses différences.

Wœlfler, sur 150 cas, a trouvé 10 fois des goîtres rétro-sternaux, soit une proportion de 6,7 p. 100.

Kocher, sur 230 cas, en trouve 23, soit 9,7 p. 100.

Schranz, qui a revu 308 protocoles d'autopsie de goîtreux, n'en trouve que 2 cas, soit 0,6 p. 100.

Bally, sur 77 cas, en trouve 4.

Schiller, sur 236, en trouve 32.

Klopp, en publiant une statistique de Roux qui porte sur 200 cas, trouve 72 fois un prolongement intra-thoracique qui dans 21 cas atteignait plus du tiers du volume du goître.

Kloss, sur 106 cas, en trouve 60, dans lesquels il est dit que la tumeur plongeait plus ou moins derrière le sternum. Mais en ne prenant, comme le veut Kocher, que les cas où la plus grande partie de la tumeur est intra-thoracique, il n'en trouve plus que 10.

M. Bérard, dans sa thèse, dit que, d'après les nombreuses observations qu'il a pu consulter dans le service du professeur Poncet, la proportion serait de 1 pour 4.

On le voit, les divergences sont notables. Cela tient probablement en grande partie à ce que les auteurs ne donnent pas tous la même signification à l'expression intra-thoracique. D'ailleurs, c'est là une chose peu importante et il est peut-être plus intéressant de constater, d'après les statistiques, que les chirurgiens voient plus de goîtres intra-thoraciques que les médecins. Ceci, comme le fait remarquer Würhmann est en faveur de la confiance qu'inspire aux malades la chirurgie moderne.

Au point de vue de l'âge et du sexe, il n'y a rien de bien spécial, Würhmann a donné le tableau suivant d'après les cas qu'il a pu réunir :

Jusqu'à	20 ans	9 cas	3 femmes		16 hommes		
—	30 —	9 —	3	—	6	—	
—	40 —	11 —	7	—	4	—	
—	50 —	11 —	7	—	4	—	
—	60 —	6 —	3	—	3	—	
—	70 —	3 —	»	—	3	—	
—	80 —	1 —	1	—	»		
—	90 —	1 —	1	—	»		

En outre, 2 vieilles femmes ;

2 nouveau-nés dont une fille.

Il semblerait que le maximum soit entre quarante et cinquante ans et d'une façon à peu près égale chez l'homme et chez la femme. Toutefois il est à remarquer qu'on peut oberver les goîtres intra-thoraciques à tout âge, et notamment chez le nouveau-né où ils acquièrent une gravité exceptionnelle en empêchant l'alimentation. Le plus souvent, la mère est elle-même porteur d'un goître. L'enfant naît étonné ; on a quelque peine à le faire respirer et à le faire crier. Il garde un peu de dyspnée et à chaque tentative d'alimentation, soit au sein, soit à la cuiller, il suffoque, une intervention d'urgence est indiquée.

OBSERVATION VIII

Goître suffocant chez un nouveau-né.

Exothyropexie. A. Pollosson. *Société des Sciences médicales*, Lyon, 1899.

Enfant né en état de mort apparente, ne peut être ramené que par un traitement énergique. Il conserva une dyspnée très forte avec tirage et respiration bruyante. Toute tentative d'alimentation était impossible.

M. Pollosson perçut par la palpation du cou une tumeur de petit volume, difficilement appréciable. Diverses hypothèses pouvaient être discutées : hypertrophie du thymus ; hémorragie dans un kyste thyroïdien ; goître. Une incision pratiquée le lendemain de la naissance montra qu'il s'agissait d'un goître plongeant assez volumineux. Une traction exercée sur la tumeur permit de l'attirer au dehors ; aussitôt, les accidents de suffocation disparurent et ne se sont plus reproduits depuis. La tumeur thyroïdienne fut laissée au dehors sans pansement.

A noter que la mère est porteur d'un goître et qu'elle a perdu un enfant dans les mêmes conditions.

OBSERVATION IX

(Due à l'obligeance de notre collègue Rivière, interne de la Maternité.)

Mme J..., trente-six ans, accouche à la Maternité, le 19 juillet 1905, d'une fille de 3.570 grammes normalement constituée.

L'accouchement est normal, mais l'enfant est étonné. Pour le ranimer on est obligé de pratiquer la respiration artificielle, des bains chauds, des frictions et ce n'est qu'au bout d'un quart d'heure qu'il respire à peu près convenablement.

On constate à la naissance une hypertrophie très nette du corps thyroïde qui fait une saillie au-dessus du sternum, l'hypertrophie paraissant porter sur toute la glande. Les jours qui suivent, l'enfant présente une dyspnée marquée avec cornage et tirage. Il ne peut prendre le sein et l'alimentation à la cuiller est très difficile, car la déglutition provoque des accès de suffocation sans cyanose. Le 1er août, dans la nuit, l'enfant prend un accès de suffocation ; on tente de le soulager par un bain chaud, mais l'état est très grave et on appelle l'interne de garde.

L'enfant est examiné. Il respire à peine, il est inerte. On sent alors que son goître s'est engagé derrière la fourchette et toutes les tentatives de luxation faites à ce moment échouent. On décide alors de pratiquer l'exothyropexie.

Sans anesthésie, incision sur la ligne blanche sous-hyoïdienne. Incision des différents plans. On arrive sur la tumeur qui est sillonnée de grosses veines turgescentes. On les évite et on clive la tumeur de chaque côté jusqu'à ce qu'on puisse la pédiculiser. Elle est de la grosseur d'une noix, assez molle. A ce moment on constate une amélioration notable : l'enfant respire beaucoup mieux, mais si on laisse la tumeur en place, elle a une tendance à s'enfoncer de nouveau derrière le sternum. Aussi fixe-t-on par un fil l'extrémité inférieure de la tumeur à la partie supérieure de l'incision cutanée.

Pansement à plat à la poudre blanche.

Les jours suivants, l'enfant respire de mieux en mieux, il peut s'alimenter. On constate une atrophie très nette de la tumeur.

Trois semaines après l'opération, la plaie est cicatrisée ; un mois après l'enfant s'est développé normalement ; il reste seulement un peu de raucité de la voix lorsqu'elle tousse. Elle part en nourrice.

A noter que la mère est porteur depuis longtemps d'un goître assez marqué.

La grossesse et l'accouchement jouent un grand rôle dans l'apparition des symptômes du goître intra-thoracique. Il est connu depuis longtemps que les goîtres sont influencés par la menstruation et par la grossesse, il est même presque de règle de les voir grossir à cette occasion. Mais lorsqu'il s'agit d'un goître purement cervical, il est rare de voir des accidents graves se produire. On comprend que dans les cas où la tumeur est intra-thoracique il n'en sera plus de même et la mort peut arriver avant la fin de la grossesse. Mais même si la personne arrive à terme, au moment du travail, la femme pourra mourir dans un accès de suffocation. Cette question a d'ailleurs préoccupé depuis longtemps les accoucheurs et de nombreux travaux ont paru sur cette question, entre autres la thèse de Lappara (Paris, 1901). à laquelle nous renvoyons pour plus de détails.

Un fait un peu particulier sur lequel nous voulons attirer l'attention, c'est le danger que peut présenter un goître intra-thoracique, souvent méconnu, au cours de l'anesthésie. Nous avons été témoin de deux cas où, pendant une anesthésie à l'éther, survinrent de la cyanose et de l'arrêt de la respiration. Dans les deux cas, en faisant pendre la tête du malade hors de la table d'opération, nous vîmes sortir de dessous le sternum un petit goître mobile. Avec quelques mouvements de respiration artificielle tout rentra dans l'ordre. D'ailleurs l'observation suivante, empruntée à la thèse de Sargnon, apporte une démonstration plus éclatante encore du fait que nous avançons.

OBSERVATION X

(In thèse de SARGNON, Lyon, 1900.)

Collection pelvienne; ouverture vaginale: accident d'anesthésie (goître suffocant); incision du cou; soulèvement du goître avec une pince à deux griffes (M. Villard); guérison.

F..., vingt-deux ans ; pas d'antécédents pathologiques. Une grossesse il y a trois ans avec accouchement normal au cours duquel le cou augmenta un peu de volume, jamais de dyspnée ni d'accès de suffocation.

L'affection actuelle paraît remonter à l'époque de l'accouchement. Règles plus abondantes, plus douloureuses. Depuis six mois, marche plus aiguë. Dernières règles sans retard, abondantes et prolongées jusqu'à maintenant, c'est-à-dire pendant vingt jours environ.

Au toucher, grosse collection fluctuante dans le cul-de-sac postérieur empiétant un peu sur les culs-de-sac latéraux.

13 avril 1899. — Intervention vaginale, ponction qui donne issue à une grande quantité de pus. Au début de l'anesthésie, la respiration va mal, la malade se cyanose et prend des mucosités dans la gorge. Tractions rythmées de la langue qui amènent quelques respirations irrégulières. A ce moment, on constate dans la région sous-laryngienne une tumeur non apparente jusque-là. Il s'agit d'un goître suffocant qui vient de remonter au cours des efforts inspiratoires. L'asphyxie revient, malgré la traction rythmée, et comme on n'a pas de canule à trachéotomie sous la main, M. Villard fait immédiatement une incision comme pour une trachéotomie basse et, avec une pince à deux griffes, harponne le goître sur la ligne médiane et le soulève. L'asphyxie cesse immédiatement. On nettoie la gorge avec des tampons montés sur pinces. On peut alors achever l'opération et donner issue au pus salpingien.

Lavages de la plaie du cou au sublimé.

Examen des points piqués pour voir s'il y a hémorragie ; celle-ci étant insignifiante, on fait les sutures au fil métallique. La malade réveillée, ressent les douleurs provoquées par les sutures.

20 avril 1899. — Ablation des fils métalliques : pas de suppuration, pas de dyspnée, pas de fièvre.

CHAPITRE III

ANATOMIE PATHOLOGIQUE

Le goître intra-thoracique peut prendre naissance aux dépens d'un des deux lobes ou de l'isthme de la glande thyroïde. Pour Krishaber, ces « goîtres en dedans » envahissent rarement toute la glande ; naissant le plus souvent des parties postérieures des lobes du corps thyroïde et se développant dans la profondeur, ils se trouvent en contact immédiat avec la trachée. Cruveilhier pensait au contraire que la majorité des goîtres intra-thoraciques avait l'isthme de la glande pour point de départ. Wurhmann, dans sa statistique, trouve que la tumeur tirait son origine dans 15 cas de l'isthme, dans 14 du lobe gauche et dans 17 du lobe droit. Dans quelques cas, il y a développement d'une tumeur dans les deux lobes et quelquefois aussi l'hypertrophie porte sur l'ensemble de la glande comme le prouve le cas suivant rapporté par Rivière dans sa thèse et observé dans le service d'Ollier, « malade porteur d'un goître volumineux et où l'hypertrophie portait sur la totalité de la thyroïde. Il était impossible de distinguer les lobes médians et latéraux. La plus grande partie de ce goître plongeait derrière la ceinture osseuse sterno-claviculaire qui avait creusé sur sa face antérieure une dépression très nette pouvant contenir un corps du volume du petit doigt. Suivant l'expression de M. Rochet (professeur agrégé assistant dans le service de M. Ollier), cette dépression faisait ressembler ce goître à un cœur d'adulte avec son sillon auriculo-ventriculaire, apparence qui était rendue plus saisissante par suite de la présence de veines volumineuses rampant à la surface de la tumeur.

Le *volume* de la tumeur est très variable. C'est celui d'un œuf, d'un poing, d'une orange quelquefois énorme, comme le cas de Gierhl ou la tumeur descendait jusqu'au diaphragme. Mais souvent aussi la tumeur est petite et il y a un désaccord surprenant entre l'intensité des phénomènes de compression et le volume du goître.

La *forme* a donné lieu à des quantités de comparaisons: tantôt ronde, ovale, conique, elle peut rappeler plus ou moins un cœur, une gourde, une besace, etc.

La tumeur est le plus souvent unique ; quelquefois cependant elle est bilatérale et, dans quelques cas très rares, il peut y en avoir plusieurs.

OBSERVATION (résumée)

(Due à l'obligeance de M. Devic.)

Diagnostic clinique.— *État cachectique très marqué symptomatique d'une tumeur de la fosse iliaque droite (annexes ?). Dilatation aortique.*

Autopsie. — *Épithélioma ulcéré du cæcum. Fistule entérocæcale goître plongeant.*

C..., Claudine, soixante-dix ans, entre le 21 septembre 1903 pour de l'œdème et de la faiblesse générale.

Antécédents sans intérêt.

On trouve une tumeur mobile dans la fosse iliaque droite, non douloureuse, qu'on ne peut rattacher à aucun organe, le toucher vaginal étant impossible.

L'examen radioscopique montre que l'aorte, qui est normale dans sa portion ascendante, devient très grosse dans sa portion horizontale et forme une véritable tumeur animée de battements. On rejette l'hypothèse d'un anévrisme à cause de l'absence de tout autre symptôme et on se rattache plus volontiers à celle d'une dilatation simple par athérome.

La malade meurt le 12 février 1904 de cachexie progressive.

Autopsie le 13 février.

On trouve un cancer du cœcum avec une fistule entérocœcale sans généralisation viscérale, séreuse ou ganglionnaire.

Le corps thyroïde donne naissance par l'extrémité inférieure de ses lobes latéraux à des tumeurs, qui sont tout entières contenues dans le médiastin.

Du côté droit il existe deux masses pédiculées et reliées entre elles par du tissu thyroïdien. L'une, supérieure, de la grosseur d'une pomme, s'est logée aux dépens du sommet du poumon droit; l'autre, située au-dessous et un peu en dedans, descend jusqu'à la bifurcation de la trachée.

Du côté gauche, il existe une seule masse qui descend moins bas.

La trachée, qui est presque cachée dans le sillon postérieur que forment les tumeurs, présente une légère courbure latérale ; elle n'est pas altérée.

Les gros vaisseaux sont en avant des tumeurs. On note des adhérences intimes des masses avec le prolongement péricardique de l'aponévrose moyenne du cou ; il semble qu'il eût été impossible de les énucléer sur le vivant.

Au point de vue histologique, le goître intra-thoracique ne donne lieu à aucune considération particulière. On retrouve toutes les formes, aussi bien les formes colloïdes que les formes parenchymateuses, plus rarement des kystes à contenu hématique ou mastic et enfin exceptionnellement des tumeurs fibreuses. Il n'est pas rare d'observer des dégénérescences calcaires. Enfin la tumeur est en général peu vasculaire.

Il nous faut étudier maintenant les rapports qu'affecte le goître intra-thoracique avec les organes voisins.

Lorsqu'un goître descend dans le thorax, il vient occuper une cavité qui a pour limites : en avant, le sternum, les extrémités internes des deux clavicules et la première côte ; en arrière, les trois premières vertèbres dorsales ; sur les côtes, les plèvres pariétales et en bas la crosse de l'aorte et les oreillettes. Pour arriver dans cet espace, le goître sera obligé de franchir l'orifice supérieur du thorax dont les dimensions sont environ de 5 centimètres dans le sens antéro-postérieur et de 10 centimètres dans le sens transversal. Or, dans cet orifice passent déjà de nombreux organes. Ce sont, en allant d'avant en arrière : les gros troncs veineux brachio-céphaliques, surtout le gauche, et leurs affluents : veines sous-clavière et jugulaire interne; les artères carotide primitive et sous-clavière à gauche; le tronc artériel brachio-céphalique avec ses deux branches à droite; les nerfs récurrents; les pneumogastriques; le grand sympathique et enfin la trachée et l'œsophage sur la ligne médiane.

On comprend d'après ce court exposé anatomique qu'il suffira d'une très petite tumeur pour produire des troubles de compression et que d'autre part cette tumeur aura d'autant plus de chances de comprimer les organes qu'elle agira suivant le plus petit diamètre, c'est-à-dire l'antéro-postérieur. Si elle agit dans le sens transversal, elle produira surtout un déplacement latéral des organes.

Or, le goître, nous l'avons vu, peut prendre naissance aux dépens des lobes ou de l'isthme. Dans le premier cas, il sera latéral; dans le second, il sera médian. Cette règle, toutefois, n'est pas absolue, car on trouve des goîtres latéraux qui viennent de l'isthme. Mais la distinction n'en garde pas moins une grande valeur au point de vue des rapports que va contracter la tumeur dans les deux cas.

Lorsqu'il est médian, il a en avant de lui les troncs veineux, surtout le tronc brachio-céphalique gauche qui passe en diagonale. La tumeur descend en arrière de ce tronc veineux plus ou moins bas, quelquefois jusqu'à la crosse de l'aorte. De chaque côté, se trouvent les troncs artériels qui sont repoussés en dehors et en arrière. La trachée est comprimée directement par la face postérieure de la tumeur qui repose sur elle.

Lorsqu'il est latéral, il a en arrière de lui la colonne vertébrale, en avant les gros vaisseaux artériels, en dedans la trachée et l'œsophage, en dehors la plèvre et le poumon, qu'il pourra refouler pour se loger à leurs dépens. C'est pour cette raison que les gros goîtres intra-thoraciques sont toujours latéraux. Mais le fait sur lequel nous insistons, c'est que dans ces cas les vaisseaux pourront être en avant. On comprend tout l'intérêt chirurgical qui se rattache à cette connaissance anatomique comme le prouve l'observation suivante.

OBSERVATION XII

(In thèse Boyer, Lyon, 1883.)

Goître médian. — Ablation partielle de la glande. Guérison.

C..., Gabriel, dix-neuf ans, maréchal-ferrant, entre le 17 mai 1882 dans le service du professeur Poncet.

Mère porteur d'un goître du volume du poing environ, très apparent et qui ne lui occasionne aucune gêne.

Le malade entre lui-même à l'hôpital pour une tumeur de la glande thyroïde. A l'âge de onze ans, il constata pour la première fois la présence d'une petite tumeur trilobée siégeant dans la région sous-hyoïdienne. Le lobe médian était peu appréciable, les lobes latéraux présentaient environ le volume d'une cerise. La tumeur augmentait de volume progressivement mais avec lenteur.

A l'âge de dix-sept ans, le lobe médian prit un accroissement beaucoup plus marqué et commença à gêner un peu le malade. Cette gêne devint beaucoup plus considérable à l'âge de dix-huit ans et demi. Le malade éprouvait alors au niveau de la fourchette sternale une sensation de pesanteur et de constriction permanente. Souvent, pendant les repas, le bol alimentaire était arrêté en un point de l'œsophage et le malade était alors obligé de faire de fréquents efforts de déglutition.

A son entrée, la tumeur thyroïdienne était constituée par un lobe médian ayant à peu près le volume d'un œuf de poule et par deux prolongements latéraux peu appréciables. Elle est rénitente, élastique, mobile sous le doigt et entraînée par le larynx dans les mouvements de déglutition. Le doigt peut en quelque sorte la retenir derrière la fourchette sternale et c'est l'interposition de la tumeur entre le sternum et la trachée qui paraît provoquer les accès de suffocation et la dysphagie. On peut introduire le doigt entre le sternum et le goître quand celui-ci est relevé; on peut alors presque atteindre la trachée.

En présence de cette dyspnée et des troubles de la déglutition on se décide à pratiquer l'ablation de la tumeur.

23 mai. — Chloroformisation. Incision sur la ligne médiane. On arrive facilement sur la tumeur qui envoie des prolongements à droite et à gauche. La dissection est faite minutieusement et toutes les brides celluleuses coupées entre deux ligatures. On constate que la trachée est déviée à droite; mais elle n'est pas ramollie et la tumeur lui adhère entièrement. *La veine jugulaire et la carotide du côté gauche sont déjetées vers la ligne médiane et presque sous le doigt de l'opérateur.* L'ablation de la tumeur crée ainsi une vaste loge s'enfonçant sous la clavicule et le sternum; au fond de la plaie, on sent les battements de l'aorte. La tumeur était complètement solide.

Suites opératoires simples. Guérison.

Nous devons ajouter que c'est là un cas relativement rare et que le plus souvent les vaisseaux sont en arrière et sur les côtés. Il faut peut-être en chercher l'explication dans ce fait qu'un goître d'abord médian, occupant le creux rétro-sternal peut en s'accroissant devenir latéral, rétro-claviculaire et enfin pénétrer dans la cavité thoracique. Il parcourt ainsi plusieurs étapes, mais en repoussant toujours les vaisseaux en avant desquels il se trouvait au début. Or, d'après Wœlfler, la plupart des goîtres intra-thoraciques suivraient cette marche, ce qui explique pourquoi il est si rare que les vaisseaux soient en avant de la tumeur.

Nous devons signaler une autre particularité qu'affectent certains goîtres, celle de pousser un prolongement qui s'insinue entre la trachée et l'œsophage, de telle façon que la trachée se trouve comprimée de toutes parts. L'observation suivante en est un bel exemple.

OBSERVATION XIII

(Due à l'obligeance de MM. Garel et A. Pollosson.)

Goître suffocant. — Thyroïdectomie. — Guérison.

Garçon de quinze ans. Depuis trois ans, un peu de cornage. Il y a quinze jours, un médecin l'a examiné, a fait le diagnostic de sténose trachéale par goître et a ordonné de l'iodure, mais les accidents se sont accrus et il est soumis à l'examen du Dr Gant qui constate :

Gêne respiratoire très marquée ; dès qu'il se couche, surviennent des accès de suffocation ; il ne peut dormir car ses parents, effrayés par le cornage et la cyanose qui se produit alors, le tiennent réveillé.

Le corps thyroïde est volumineux. L'hypertrophie porte sur les deux lobes, mais surtout sur le droit.

La laryngoscopie montre un aplatissement très marqué de la trachée sans lésions de la muqueuse.

M. Garel fait le diagnostic de goître suffocant et adresse le malade à M. A. Pollosson pour être opéré.

Opération. — Ablation du lobe droit. La disposition de

ce lobe était très curieuse. Il plongeait peu derrière le sternum mais s'insinuait entre la trachée et l'œsophage, embrassant la trachée en anneau.

Suites opératoires simples; huit jours après, la trachée avait recouvré son calibre normal.

Envisageons maintenant quelles sont les modifications que fait subir le goître à chaque organe en particulier.

Trachée. — C'est certainement l'organe qui est le plus souvent en cause et depuis longtemps les auteurs ont donné de bonnes descriptions des modifications que fait subir à la trachée la présence d'un goître. On peut les grouper sous trois chefs :

a) Modifications dans sa situation ;

b) Modifications dans sa forme ;

c) Modifications dans sa structure.

Il n'est pas rare, d'ailleurs, de trouver les trois réunies dans le même cas.

a) *Modifications dans sa situation.* — Celles-ci sont presque constantes, mais elles peuvent être si légères qu'elles n'offrent aucun intérêt. Elles peuvent ainsi être marquées et ne donner lieu à aucun trouble fonctionnel. Le déplacement est le plus souvent latéral, la trachée vient occuper les côtés du cou.

Mais une particularité intéressante signalée par Kœnig, Maas en Allemagne, par le professeur Poncet en France, est l'allongement de la trachée qu'on trouve dans les goîtres intra-thoraciques. Ce sont des cas où la tumeur, maintenue derrière le sternum, comprime fortement la trachée, dont l'extrémité inférieure semble être refoulée de haut en bas. C'est d'ailleurs en prévision de cet allongement de la trachée que les chirurgiens et, entre autres, le professeur Poncet ont fait construire des canules qui paraîtraient trop longues si l'on ignorait ce détail (voyez Delmas, thèse de Lyon, 1894).

De plus, la trachée est fortement repoussée en arrière dans sa partie cervicale et elle entraîne avec elle le larynx qui se trouve alors plus bas et plus profondément situé. C'est là une chose importante, sur laquelle nous reviendrons dans l'étude des symptômes.

b) *Modifications dans sa forme.* — Ici les descriptions abondent et dans un article récent O. Wild en donne une description très complète avec figures schématiques.

Mais le résultat est toujours le même ; c'est la diminution de calibre du conduit. Or, il n'est guère possible d'avoir à ce sujet des données précises car on ne peut l'apprécier exactement sur le vivant et les conditions sont changées sur le cadavre. En quel point siège le rétrécissement ? C'est le plus souvent au niveau de l'ouverture supérieure du thorax qui, comme nous l'avons vu, creuse dans certains cas un sillon sur la tumeur. Mais dans les cas de déviation latérale avec coudure, il peut siéger plus bas.

c) *Modifications dans sa structure.* — Vues depuis longtemps, elles furent surtout mises en relief par Rose en 1878. Il montra la fréquence des ramollissements atrophiques du conduit aérien et attribua presque exclusivement les morts par asphyxie chez les goîtreux à l'affaissement de ce tuyau ramolli, véritable ruban susceptible d'être plié et même tordu sans difficulté. Dès lors une discussion s'éleva. Des chirurgiens, comme Kocher, prétendirent qu'ils n'avaient jamais observé de trachée ramollie que dans le cancer hyroïdien et que pour eux la compression mécanique expliquait tout.

Actuellement la question est jugée. Des examens histologiques sont venus démontrer les altérations des anneaux cartilagineux et bien des chirurgiens disent avoir eu à lutter, au cours de l'ablation d'un goître, contre des accidents d'asphyxie brusque dus à un accolement presque total des parois sous l'influence de la pression atmosphérique. Toutefois, bien qu'il ne soit pas possible de donner de chiffres, il est sûr que c'est là une chose rare et que la compression mécanique simple est souvent seule en cause dans les accidents de suffocation.

Bronches. — Il est rare qu'elles soient l'objet d'une compression directe et efficace. Cependant on a pu l'observer.

OBSERVATION XIV (Demme)

Goître kystique comprimant la trachée et descendant jusqu'à la bronche gauche, qui est elle-même comprimée jusqu'à effacement complet de sa lumière. Il y avait une dilatation des bronches naissant de la bronche comprimée et formant un système de cavités bronchectaiques.

Poumons. — Dans beaucoup de cas, le goître intra-thoracique se loge aux dépens du poumon qui est refoulé, mais nous n'avons jamais trouvé signalés des troubles dus à cette compression directe.

Œsophage. — C'est surtout lorsque le goître envoie un prolongement en arrière de la trachée que cet organe est comprimé. Toutefois il est assez fréquent de trouver des malades se plaignant de troubles de déglutition.

Vaissaux. — Ce sont les gros troncs veineux qui ont le plus à souffrir. Ils sont fréquemment le siège d'une compression qui se traduit par des dilatations veineuses parfois très marquées. La tumeur est entourée de grosses veines sus et sous-capsulaires qui viennent augmenter les difficultés opératoires. Le tronc le plus souvent comprimé est le tronc brachio-céphalique gauche. Quelquefois, mais plus rarement, on a observé la compression de la veine cave supérieure. On comprend que dans ces cas les troubles apportés à la circulation, outre les phénomènes de dilatation, de cyanose et d'œdème qu'ils produisent, peuvent encore retentir sur le cerveau en y déterminant de la congestion. Nous n'avons pas trouvé de cas où l'oblitération fût signalée.

Enfin, par le système veineux, la tumeur thyroïdienne est en rapport avec les muqueuses trachéo-bronchiques et œsophagiennes, ce qui permet de comprendre l'existence de la trachéite et quelquefois même la présence de varices au niveau de la trachée.

Les artères échappent plus longtemps à la compression. Cependant, dans quelques cas, on a noté l'absence de pouls carotidien ou radial.

Othmar Hamm (diss. Münich, 1903) dit que, dans certains cas, il se produirait de l'athérome au point comprimé. L'élasticité artérielle étant ainsi diminuée, le cœur s'hypertrophierait. Nous ne saurions souscrire sans réserves à cette opinion, l'auteur n'apportant pas de preuves anatomo-pathologiques et n'en ayant nous-même trouvé aucune.

Nerfs. — Le plus important et le plus souvent lésé est le récurrent. Le tronc du pneumogastrique et plus rarement le sympathique peuvent aussi être comprimés.

D'après Wœlfler, les modifications anatomiques produites par le goître sur le récurrent peuvent se présenter de la manière suivante :

1° Dislocation du nerf (compression) ;
2° Adhérence à la capsule du goître (Demme) ;
3° Épaississement du tronc nerveux (compression) ;
4° Atrophie du nerf.

Adhérences de voisinage. — C'est là une question capitale au point de vue opératoire. Aussi a-t-on proposé de diviser les goîtres intra-thoraciques en mobiles et immobiles. Malheureusement, c'est une classification surtout anatomo-pathologique et c'est à l'autopsie ou au cours d'une opération que les adhérences sont reconnues. C'est le plus souvent dans les vieux goîtres, dans ceux qui ont subi des poussées successives, et pour certains auteurs le traitement médical pourrait ne pas être étranger à la création de ces adhérences. Celles-ci se font surtout avec l'aponévrose moyenne et son prolongement péricardique. Nous-même avons pu les constater et elles sont signalées dans quelques observations où il est dit qu'en essayant de relever la tumeur on attirait en même temps le péricarde. C'est ensuite avec les gros troncs veineux normaux ou anormaux, et de là le danger des opérations. Des manœuvres de clivage peuvent amener une déchirure de ces gros vaisseaux dont la résistance est souvent assez faible.

Enfin, ce sont ces adhérences qui souvent empêcheront l'ablation de la tumeur ou obligeront le chirurgien à faire une opération incomplète. Ce sont elles encore qui doivent faire donner la préférence à l'énucléation intra-glandulaire lorsque cela est possible.

CHAPITRE IV

SYMPTÔMES

Nous ferons d'abord une étude analytique des différents signes du goître intra-thoracique et envisagerons ensuite ses formes cliniques.

Signes fonctionnels. — Ceux-ci relèvent de la compression produite par la tumeur sur les organes voisins dont la fonction peut être plus ou moins compromise.

a) *Troubles respiratoires.* — Ce sont les plus importants et souvent les premiers en date. Ils consistent au début en une simple gêne de la respiration qui n'existe pas au repos, mais apparaît au moindre effort. Les malades se plaignent de ne pouvoir courir ou monter des escaliers sans être en proie à de la dyspnée. En général cet état dure longtemps et, dans nombre d'observations, les malades en faisaient remonter le début à l'enfance. On aurait même constaté, dans quelques cas, un arrêt de développement de la cage thoracique. Cependant la dyspnée augmente peu à peu et finit par exister même au repos. A un degré plus avancé, il y a du cornage et quelquefois un peu de tirage. Enfin peuvent survenir les accès de suffocation plus ou moins intenses, plus ou moins répétés. Il est facile, dans ces, cas de comprendre que, la trachée étant diminuée de calibre, d'une façon permanente et depuis longtemps, il suffira de la moindre cause occasionnelle pour provoquer l'accès. C'est ainsi qu'il éclatera, le plus souvent, la nuit. En effet, pendant le sommeil, des mucosités s'accumulent dans la trachée, nécessitent une inspiration plus forte, les muscles du cou entrent en jeu et, comprimant la tumeur, ne font qu'augmenter la sténose. De même, on conçoit que si, sous l'influence du froid ou d'une cause d'irritation quelconque, la muqueuse trachéale est le siège d'un processus œdémateux, cela suffira pour amener un degré de sténose très marqué produisant la suffocation.

Mais il n'en est pas toujours ainsi et on a vu des cas où un sujet jusque-là bien portant et non dyspnéique était pris subitement et sans cause apparente d'un accès de suffocation qui, dans quelques cas, a provoqué la mort. Ici l'explication est plus difficile. Il est sûr que quelquefois on a affaire à un goître jnsque-là cervical qui s'engage derrière le sternum et s'y étrangle. Les efforts que fait le malade pour inspirer ne font qu'augmenter la compression et la mort peut survenir.

Mais lorsque ce mécanisme ne peut être invoqué, faut-il admettre qu'un goître englobant un nerf récurrent ou les deux les exciterait, cette excitation faisant contracter les adducteurs de la glotte et barrant le passage de l'air ? Seulement et malheureusement pour cette théorie, comme le fait remarquer le professeur Jaboulay, lorsque le goître atteint les récurrents, c'est pour les paralyser plutôt que pour les exciter et, d'autre part, le spasme, s'il existait, cesserait au moment où l'asphyxie commencerait.

Doit-on admettre que, dans ces cas, on a affaire à un ramollissement de la trachée qui, ayant résisté jusque-là, s'aplatirait brusquement ? Tout cela est très difficile à dire, car les autopsies, d'ailleurs très rares, pratiquées dans ces cas, ne peuvent être démonstratives. Aussi nous contenterons-nous de retenir ce fait que chez un goîtreux la mort peut survenir brusquement. On conçoit tout l'intérêt qui se rattache à cette notion au point de vue médico-légal.

Mais heureusement ce sont là des cas rares, et le plus souvent l'accès cède de lui-même. D'autres fois il leur suffit de mettre la tête en extension ou en flexion comme dans les cas rapportés par Potain de deux officiers qui durent abandonner leur métier, ne pouvant rester la tête droite. Mais il est bien rare de voir les accidents disparaître complètement et tôt ou tard, si les malades ne sont soumis à aucun traitement, ils finiront par être emportés dans un accès.

b) *Troubles de la phonation.* — Le plus fréquemment observé est une modification du timbre de la voix qui devient caverneuse et qu'on désigne sous le nom de voix goîtreuse.

Dans les cas de paralysie d'une corde vocale ou des deux, on aura tous les signes de ces lésions : voix bitonale; aphonie.

Mais il est un signe sur lequel M. Garel a attiré l'attention dans la thèse de Varay (Lyon, 1902). C'est une toux de compression spéciale qu'il nomme « toux aboyante ». Il la définit ainsi « toux forte, bruyante, profonde, à timbre caverneux, à retentissement sonore ». L'observation suivante montre bien l'importance de ce symptôme.

OBSERVATION XV

(In thèse, Varay, Lyon, 1902.)

Goître plongeant. — Toux de compression. — Accès de suffocation. — Exothyropexie. — Trachéotomie. — Suites simples. — Guérison.

F..., garçon de quinze ans. Est amené à la consultation de l'Hôtel-Dieu par le Dr Bernoud, à cause de sa toux.

Père bien portant. Mère a eu, il y a cinq ans, une bronchite et une pleurésie. Le malade est sujet aux refroidissements. Il y a deux mois, accès d'oppression, peu violents, qui se calmaient par le repos. Depuis deux mois aussi, toux peu fréquente, mais constante. Rien à l'examen du larynx; un peu d'obscurité aux deux sommets, sans signes anormaux. Bon état général.

En l'entendant tousser, M. Garel affirme une compression de l'arbre bronchique parce qu'existent, en effet, des quintes, avec, au temps moyen de leur durée, un retentissement profond, creux, à timbre métallique grave. Il conseille de suite l'examen radioscopique. Celui-ci est pratiqué par M. Destot, qui découvre derrière la fourchette sternale un goître plongeant. M. Garel conseille un traitement à la thyroïdine, sous la surveillance du Dr Bernoud.

Quinze jours après, le malade est apporté anhelant et cyanosé, en plein accès de suffocation. On le dirige en chirurgie dans le service de M. Gangolphe.

On constate alors, outre les signes fonctionnels précités, une tumeur occupant toute la partie antérieure du cou, produite par le corps thyroïde hypertrophié ; elle est surtout développée latéralement et ne commence qu'au-dessous du cartilage thyroïde, sans circulation veineuse superficielle. Le doigt pénètre facilement dans le creux sus-claviculaire, mais le creux sus-sternal est complètement effacé et ce n'est qu'en forçant qu'on arrive à y loger l'index, augmentant ainsi la dyspnée.

En plus de la toux, signalée plus haut, la respiration bruyante (inspiration et expiration) est prolongée. Chaque secousse de toux s'accompagne d'une explosion de mucosités filantes. L'examen des poummons reste négatif. On ne perçoit que le souffle trachéal intense.

L'examen laryngoscopique montre un larynx intact, mais ne peut donner aucun renseignement sur l'état de la trachée. Circonférence du cou est égale à 37 centimètres. Aucun signe de basedowisme (pas de tremblement, pas de troubles oculo-pupillaires, pas de palpitations du tachycardie, 11 décembre). Intervention d'urgence par M. Gangolphe, Anesthésie légère à l'éther. Après incision des parties molles, on tombe sur un lacis veineux très serré et un corps thyroïde très congestionné. L'hémostase est difficile et prolonge l'opération. Luxation du lobe latéral gauche en dehors et en haut on relève le lobe médian. Le malade ne respire cependant pas immédiatement. Trachéotomie sur une trachée complètement aplatie, et luxation en dehors du dernier lobe du corps thyroïde. Pansement à plat. Les jours suivants, la tumeur diminue rapidement de volume. Au commeneement de janvier, tout est revenu sur un même plan. On change la canule en raison de sa longueur et de la toux qu'elle provoque. On en met une beaucoup moins longue. La température, au début très élevée, était descendue en lysis, du 12 au 20 décembre. Durant les deux mois suivants, quelques accès fébriles, paraissant correspondre à des points d'infection pulmonaire, par la canule trachéale. Deux mois après le malade quitte l'hôpital, guéri ; seule, la voix n'est pas encore revenue complètement.

b) *Troubles de la déglutition.* — Bien que moins fréquents que dans les cas de goître rétro-trachéal, il n'est pas rare de voir les malades se plaindre, surtout au début des repas, d'une gêne de la déglutition qui disparaît ensuite. Quelquefois ils accusent une sensation d'arrêt du bol alimentaire au niveau du sternum.

c) *Troubles circulatoires.* — Ils dépendent surtout de la compression des veines. Ils sont très fréquents et ont une grande valeur. Le premier en date est la dilatation anormale des veines sous-cutanées traduisant une gêne d'un gros tronc qui oblige le sang à suivre une voie de retour inusitée. Au début, elle est peu marquée et il faut la chercher avec attention, par comparaison avec le côté sain. Plus tard, on peut trouver des varices énormes, de la grosseur du petit doigt, qui serpentent sous la peau. Dans ces cas la dilatation s'est produite lentement à mesure que la compression augmentait. Mais la voie de retour a toujours été suffisante. Quelquefois, surtout lorsque la tumeur subit un accroissement rapide, il se produit de la stase. Les veines sont turgescentes, il y a bientôt de l'œdème au niveau du thorax, des membres supérieurs et de la face, les téguments et surtout les muqueuses présentent de la cyanose. On peut observer ainsi des malades qui gardent de la bouffissure du visage et de la cyanose pendant assez longtemps. Mais c'est alors que peuvent apparaître des signes de congestion cérébrale tels que vertiges, bourdonnements d'oreilles, troubles de la vue et parfois même d'après Kocher, de l'exophtalmie.

OBSERVATION XVI (Rehn)

Femme de trente-huit ans, issue d'une famille saine, ayant eu dans son enfance la scarlatine. Jamais d'engorgement ganglionnaire ni de syphilis. Réglée à seize ans, toujours régulièrement. Mariée à vingt-cinq ans. Première grossesse normale. Peu après son premier accouchement, survinrent des troubles circulatoires : vertiges, bourdonnements d'oreilles, brouillards devant les yeux, malaises qui, dans les efforts, ressemblaient à des attaques apoplectiformes. On notait un œdème des bras et du visage qui ne persista pas.

Pendant la deuxième grossesse, ces troubles augmentèrent de plus en plus. Il survint des palpitations et une légère dyspnée. Il y eut une fois une forte hémoptysie après laquelle la malade se sentit soulagée. A l'accouchement, hémorragie grave due à un polype utérin. Les suites de couches furent normales. Entre temps, la malade remarqua sur sa poitrine des dilatations veineuses serpentines. Aux symptômes précédents s'adjoignaient des troubles respiratoires plus marqués, qui survenaient intenses même dans les plus petits efforts. Expectoration insignifiante.

État actuel. — Malade petite ; musculature et pannicule adipeux moyennement développés, visage cyanosé. Exophtalmie prononcée, muqueuses pâles, cou très court. Muscles sterno-mastoïdiens très saillants. Le cartilage thyroïde est sur la ligne médiane, à 1 cent. 1/2 au-dessus du sternum. Les creux sus-claviculaires sont déprimés. Le manubrium et les cartilages des trois premiers côtés paraissent bomber un peu. La malade est très dyspnéique. Sa voix est rauque. La parole est difficile et entrecoupée. La respiration est du type costal avec mise en jeu des muscles sterno-mastoïdiens. Les deux côtés du thorax ont la même expansion. 32 respirations par minute. Peu d'œdème et d'engorgement ganglionnaire. Sur le cou, la poitrine et l'abdomen, on voit se dessiner des dilatations veineuses avec prédominance du côté droit. Les veines du côté gauche commencent seulement à se dilater. Les veines dilatées sont : les veines temporales droites, les veines jugulaires externes droites, la gauche moins, les deux jugulaires antérieures, la veine médiane du cou et les veines sous-cutanées de la paroi antérieure du thorax et de l'abdomen. On peut admettre la dilatation des intercostales supérieures mammaire interne, azygos, veine cave inférieure. La percussion révèle une matité absolue dans les deux creux sus-claviculaires ainsi que dans les creux sous-claviculaires. Tandis qu'à droite cette matité s'étend peu en dehors et en bas, jusqu'au bord inférieur de la 3e côte, à gauche elle s'étend seulement jusqu'au bord supérieur de la 3e côte et en dehors jusqu'à la ligne mamelonnaire. La percussion du sternum donne à l'extrémité supérieure, sur une largeur de 3 centimètres, un son tympanique dû à la trachée, puis matité complète jusqu'à la 3e articulation sterno-costale. En arrière, on trouve de la matité entre l'omoplate et la colonne du côté droit, et de la sonorité du côté gauche. L'auscultation révèle dans les creux sus-claviculaires un souffle trachéal prolongé. Au-dessous de la clavicule droite, aucun bruit respiratoire. Au-dessus de la clavicule gauche, on entend une faible inspiration et une expiration bronchique. En arrière, dans l'espace interscapulaire, forte respiration bronchique aux deux temps. Les vibrations sont abolies en avant dans les zones mates. Elles sont exagérées dans l'espace interscapulaire. L'examen du larynx montre que la muqueuse est çà et là mouvante de mucosités. Elle est rouge sombre, granuleuse. Cordes normales. La matité précordiale n'est pas augmentée. Les bruits du cœur sont bien frappés. Pas de différence des pouls radiaux. Pas de fièvre ; si l'on comprime des veines dilatées sur la 2e côte droite, on provoque de la stase au-dessus et si on maintient la compression, on provoque des phénomènes hyperémiques : bourdonnements d'oreilles, brouillard devant les yeux et vertiges empêchant la station debout.

Rehn fit le diagnostic de goître ayant abaissé le larynx.

Un traitement iodé intensif amèna la régression des troubles au bout de quatre mois.

La compression des artères peut se traduire quelquefois par l'absence du pouls carotiden ou du pouls radial. C'est là un signe rare mais qui peut en imposer pour un anévrisme de l'aorte.

d) *Troubles nerveux.* — Nous n'avons jamais trouvé signalé que les malades aient eu des douleurs névralgiques. Il semble qu'il y ait là un moyen de diagnostic avec le cancer qui a une grosse valeur. Dans les cas de tumeurs bénignes, en effet, on n'observe que des troubles moteurs.

Les nerfs les plus souvent lésés sont les récurrents et surtout le gauche. On constate alors une parésie ou une paralysie de la corde vocale correspondante. Il y en a cinq cas dans la statistique de Würhmann.

La compression du sympathique peut donner de l'inégalité pupillaire comme dans le cas suivant, mais c'est exceptionnel.

OBSERVATION XVII (Naumann)

(Analaysé in *Gazette des Hôpitaux*. 1902.)

Malade âgé de trente-trois ans qui, déjà à la naissance, présentait au côté gauche du cou une petite tumeur qui, plus tard, descendit un peu, mais sans causer le moindre trouble, quand deux semaines avant le moment où le vit Naumann, survinrent de la dysphagie, de l'enrouement, de la dyspnée et de l'accélération du pouls.

A l'examen, les veines superficielles du cou et du haut du thorax sont dilatées, la tumeur est de la grosseur d'une orange et semble en connexion intime avec la trachée et le larynx, sa portion inférieure s'étendant derrière la fourchette sternale. La corde vocale gauche est en position cadavérique, immobile.

L'extirpation du goître dégénéré, kystique, fut faite après incision courbe de Kocher ; les tentatives d'énucléation n'ayant pas réussi, la portion supérieure fut séparée de l'arbre respiratoire ; l'index, introduit ensuite derrière le sternum, ne put atteindre l'extrémité inférieure de la tumeur, qui résista à tous les efforts d'extraction ; Naumann réséqua alors la partie moyenne de la tumeur, ce qui lui permit de constater la présence d'un gros kyste dans la portion inférieure ; il le ponctionna et put alors, à l'aide d'une pince de Museux, extraire le reste du goître.

Indépendamment de la paralysie laryngée, le goître avait provoqué une parésie faciale avec dilatation pupillaire vraisemblablement due à une compression sympathique.

Würhmann rapporte deux cas où il y avait de l'engourdissement du membre supérieur dû à la compression du plexus brachial. Quant au pneumogastrique, le tronc lui-même ne paraît pas avoir donné des signes nets, mais ses rameaux cardiaques, comme nous l'avons vu, pourraient être mis en cause. Enfin le phénique est signalé par Wœlfler comme ayant pu être cause de crampes ou de parésie du diaphragme se traduisant par la rétraction du ventre dans l'inspiration.

e) *Troubles du squelette.* — On a observé quelquefois une légère projection en avant du sternum ou de la partie interne de la clavicule. De même des déviations de la colonne vertébrale.

Signes subjectifs. — Ceux-ci sont souvent peu marqués et les malades peuvent rester pendant longtemps porteur d'un goître intra-thoracique sans en être incommodés. Cependant ils ont quelquefois la sensation d'un corps étranger rétro-sternal, quelque chose qui les gêne, sans d'ailleurs provoquer de douleur vraie.

Signes objectifs. — L'inspection du cou suffira souvent pour reconnaître la présence d'un goître qui fait une saillie plus ou moins marquée et qui se déplace dans les mouvements de déglutition. Toutefois, chez certains sujets qui ont le cou court et élargi à la base, il sera très difficile de distinguer quelque chose d'anormal et, si le malade n'attire pas l'attention de ce côté, on risque de ne pas voir un goître cervical ou plutôt la portion cervicale de la tumeur.

La palpation est ici d'un grand secours et doit être pratiquée méthodiquement. Il faut d'abord chercher la trachée et le larynx qu'on trouvera toujours déplacés, soit latéralement, soit en profondeur, et nous insistons ici sur ce déplacement du larynx en bas et en arrière, qui à une grosse valeur. On appréciera ensuite le degré de mobilité de l'organe pendant la déglutition, il sera fréquent de voir qu'il se déplace peu, il est, en partie immobilisé et, d'ailleurs, le malade ne peut déglutir si on lui fait mettre la tête en extension, même légère.

La palpation de la tumeur donnera des sensations très variables. Tantôt on aura affaire à une tumeur cervicale dont on ne peut délimiter le pôle inférieur. Il faudra alors faire déglutir le malade et tâcher d'insinuer la pulpe du doigt entre la tumeur et le sternum. On pourra ainsi apprécier quelquefois le volume du prolongement rétro-sternal.

Si la tumeur est plus profondément située, on

n'atteindra que son pôle supérieur et encore sera-t-on obligé d'insinuer les doigts en arrière de la fourchette. En faisant alors déglutir le malade, on aura la sensation d'un empâtement profond. Mais il est exceptionnel que l'on ne sente rien. Si, au lieu d'être médian, le goître est latéral, il s'engage sous le sterno-mastoïdien et descend derrière la clavicule. Dans ce cas, on a un empâtement très net du creux sus-claviculaire correspondant, mais il est souvent difficile de délimiter la tumeur. On devra, dans tous les cas, chercher avec soin et à plusieurs reprises comment se comporte la tumeur dans la déglutition. Si elle est mobile avec la trachée et le larynx, on sera en droit d'affirmer qu'il s'agit d'une tumeur thyroïdienne. Malheureusement il existe des cas où ce signe pathognomonique a disparu par suite des adhérences qu'a contractées la tumeur, témoin l'observation suivante.

OBSERVATION XVIII (Proust)

Kyste du corps thyroïde. — Difficultés du diagnostic. — Phtisie pulmonaire. — Mort. — Autopsie.

Malade âgé de trente-cinq ans, entre le 22 janvier 1875 à Saint-Antoine.

Né en Italie, parents en bonne santé. Lui-même n'a eu qu'une fièvre thyphoïde en 1863.

Il ne peut indiquer le moment où a débuté la tumeur qu'il présente aujourd'hui. Son cou a grossi lentement. Depuis dix mois, elle a grossi plus vite.

A l'entrée. — On constate, à la partie latérale inférieure gauche du cou, une tumeur du volume du poing environ. Cette tumeur est sous-jacente au sterno mastoïdien. Sa conformation générale est ovoïde ; ses limites approximatives sont les suivantes : en haut, elle s'arrête à deux travers de doigt du maxillaire inférieur ; à droite, elle est limitée par la trachée dont on sent distinctement les anneaux cartilagineux, mais le conduit aérien a subi une déviation assez notable et d'autant plus sensible que le cou est plus étendu. Profondément la tumeur semble s'appuyer sur la colonne vertébrale. En bas, elle s'enfonce derrière la clavicule et ne peut être exactement limitée par la palpation.

La peau ne présente d'autre particularité qu'une dilatation énorme des veines. Les plans superficiels glissent sans peine au-dessus de la tumeur. La consistance n'est pas partout la même, rénitente et fluctuante.

La tumeur possède une certaine mobilité qui permet de la déplacer dans le sens latéral. Elle ne présente point de battements propres, mais subit un mouvement de projection et d'expansion très nets, dans la toux. *Elle ne subit pas de mouvements d'élévation dans la déglutition et elle semble indépendante des arbres aérien ou digestif.*

Pas de cornage.

Dilatations veineuses sous-cutanées très marquées des affluents du tronc brachio-céphalique gauche. Aux poumons, on trouve des signes de tuberculose des deux côtés.

Le 27 février. — Ponction de la tumeur, qui donne issue à 60 grammes de sang pur ; la tumeur se reproduit d'ailleurs peu après.

Mort le 7 avril.

Autopsie. — La tumeur descend dans le thorax au niveau de l'articulation sterno-claviculaire gauche et arrive jusque dans le deuxième espace intercostal. Le phrénique est repoussé en dehors, mais intact. Les vaisseaux carotidiens et la jugulaire sont situés à la partie postérieure de la tumeur.

Le sympathique pouvait être comprimé entre la colonne et la tumeur, mais il est sain.

La tumeur est formée par le lobe gauche du corps thyroïde

et elle adhère directement à la trachée, sans pédicule, d'un volume qui est celui d'un poing. Son poids, son emprisonnement par les cloisons aponévrotiques du cou, permettent seuls de comprendre comment elle ne suivait pas les mouvements du larynx pendant la déglutition.

A la coupe, la tumeur montre plusieurs kystes, les uns séreux, les autres hématiques.

On note ensuite des lésions pulmonaires très étendues, d'origine tuberculeuse.

La palpation permettra encore d'apprécier la consistance de la tumeur. Ici les sensations seront variables, tantôt on aura une fluctuation évidente de toute la masse, mais plus souvent on ne percevra la fluctuation qu'en un point assez limité, le reste de la tumeur étant plus ou moins dur, quelquefois osseux dans les cas de dégénérescence calcaire, quelquefois rénitent lorsque le goître est mou. La forme générale de la tumeur apparaîtra avec des contours arrondis, mais un peu irréguliers; on percevra souvent des bosselures à la surface ; on aura l'impression d'une tumeur plus ou moins mobile, n'adhérant aux organes voisins que d'une façon assez lâche ; en tout cas, les plans superficiels glisseront toujours facilement sur elle.

L'examen du corps thyroïde devra toujours être fait avec soin. Il arrivera qu'on ne sente qu'un lobe ; celui qui manque est remplacé par une dépression, quelquefois même appréciable à la vue, sur le bord interne du sterno-mastoïdien.

OBSERVATION XIX

(In Würhmann)

J., W, quarante-cinq ans, aubergiste, a eu, au moment où il était encore écolier, un gros cou, qui diminua sous l'influence de badigeonnages d'iode. Il n'eut par suite aucun accident ; cependant, plus tard, le cou grossit de nouveau, surtout du côté gauche, et il eut un peu de dyspnée survenant lors de l'ascension d'une côte.

Depuis deux à trois ans, la dyspnée a augmenté notablement ; toutefois, en été, il se trouvait mieux qu'en hiver.

Depuis longtemps il a de la toux, mais jamais d'accès de suffocation.

État actuel. — Les signes de sténose trachéale et les anamnestiques font penser à un goître.

Au cou, on constate du côté gauche un goître de la grosseur d'une noix, très mobile et qu'on ne peut accuser des accidents de dyspnée. Par contre, le côté droit du cou paraît tellement indemne que le Dr Kaufmann fait le diagnostic de goître intra-thoracique. D'abord, l'aspect du cou est caractéristique (ici, l'auteur décrit la photographie qui est jointe à l'observation). On voit une dépression du côté droit, au niveau du bord interne du sterno-mastoïdien. La palpation à ce niveau fait constater l'absence du lobe droit du corps thyroïde et on arrive directement sur la trachée dont on sent avec netteté les anneaux. La trachée est profondément située. Le doigt enfoncé au niveau de la dépression perçoit les battements de la carotide et arrive sur la colonne vertébrale. En insinuant les doigts derrière la clavicule, on perçoit le pôle supérieur d'une tumeur élastique, tendue, lisse, qui, par la toux et surtout par la déglutition, s'élève manifestement de 2 centimètres en même temps que le larynx et le petit goître du côté gauche. On ne sent aucune relation entre les deux tumeurs. La pression sur la tumeur augmente la dyspnée, surtout pendant la déglutition. Les mêmes manœuvres sur le goître gauche n'ont aucune influence. Si l'on déplace le larynx du côté gauche on ne provoque aucun trouble respiratoire ; si, au contraire, on le déplace du côté droit, on gêne la respiration.

La percussion donne de la matité sur tout le manubrium. Elle s'arrête au bord gauche du sternum, tandis qu'elle dépasse de deux travers de doigt son côté droit ; elle s'étend en bas jusqu'à la 3e côte.

Pas de dilatation veineuse sur le thorax ni au cou. Les jugulaires externes des deux côtés sont turgescentes. Il existe de la cyanose de la face. Les pouls radiaux sont synchrones.

L'examen laryngoscopique ne permet de voir que la glotte. qui a un aspect normal. On ne peut examiner la trachée à cause de la dyspnée.

Le cornage s'entend à distance, même au repos.

Pas de ganglions.

Pas de troubles de la déglutition.

Pas d'irradiations douloureuses dans les bras.

Opération le 15 mars 1895. — Incision transversale de 15 centimètres immédiatement au-dessus de la clavicule droite, commençant au niveau du bord postérieur du sterno-mastoïdien droit et dépassant l'insertion sternale du sterno-mastoïdien gauche. On écarte la peau, le muscle sterno-mastoïdien et les muscles sous-hyoïdiens. On aperçoit alors la tumeur, dont le pôle supérieur dépasse de 2 centimètres l'ouverture supérieure du thorax et s'étend du côté droit derrière le sterno-mastoïdien. Au niveau de son pôle supérieur, se trouve la partie supérieure du lobe droit auquel se rendent les vaisseaux thyroïdiens supérieurs. Le Dr Kaufmann songe aussitôt à pratiquer l'énucléation intra-glandulaire. Cette manœuvre est rendue difficile parce que le lobe droit, plongeant, ne peut être luxé que partiellement. On pratique alors une incision longitudinale branchée sur l'incision transversale. On peut ainsi facilement luxer le lobe droit en provoquant une hémorragie. On fixe la capsule avec des pinces et on enlève ainsi toute la tumeur. Pas de blessure des gros vaisseaux autres qu'une branche de l'artère thyroïdienne supérieure. Hémostase. Mèche de gaz iodoformée dans la cavité. Suture des plans superficiels. Pansement. Suites opératoires simples. La température la plus élevée fut 38°3.

22 mars. — Le patient se lève.

23 mars. — Ablation des fils.

29 mars. — Le malade sort. État général bon ; respiration facile. La plaie est fermée ; cicatrice linéaire.

Il est fréquent que la tumeur soit animée de battements qui sont transmis par les gros vaisseaux et qui pourraient faire songer à un anévrisme. Mais on pourra en général faire le diagnostic par l'absence d'expansion de la tumeur.

La percussion ne devra pas être négligée. Elle permettra quelquefois de déceler une zone de matité plus ou moins étendue au niveau du sternum et des premiers espaces intercostaux. Mais il faudra percuter aux différents temps de la respiration car l'emphysème pulmonaire, qui existe fréquemment dans ces cas-là, peut masquer une tumeur sous-jacente. Dans un cas, Réhr aurait trouvé, en percutant dans la région interscapulaire, une matité en forme de papillon.

L'auscultation qui a été pratiquée quelquefois ne paraît pas avoir donné des renseignements bien importants. Toutefois, on devra toujours examiner l'état des poumons et du cœur.

La laryngoscopie devra toujours être faite quand elle est possible ; elle permet de constater l'intégrité du larynx et par suite de rattacher les troubles respiratoires à une compression trachéale. Souvent aussi, elle montre que le larynx est dévié, son axe antéro-postérieur est devenu oblique. M. Garel insiste sur ce signe, en faisant remarquer toutefois que chez certains sujets il existe une situation anormale du larynx en dehors de toute cause pathologique. Enfin, on appréciera le degré de mobilité des cordes vocales qui permettra de juger l'état de compression des récurrents.

La trachéoscopie par la méthode de Kilian, en montrant les différentes parois de la trachée, permet d'apprécier les déviations ou les déformations de cet organe. Alors qu'à l'état normal elle apparaît droite et lisse, on verra, lorsqu'elle sera déformée par un goître, une embossure plus ou moins marquée qui vient faire saillie dans la lumière. C'est là un renseignement de grande importance.

La radioscopie et la radiographie, à mesure qu'elles se perfectionnent, semblent prendre une importance croissante. C'est ainsi qu'en 1896 M. Bérard, dans sa thèse, dit qu'elles ne pourront pas être d'un grand secours vu l'épaisseur et le nombre des plans superposés. Depuis, de nombreux auteurs sont venus montrer qu'il n'en était rien. Kocher, en 1901, insiste sur la nécessité de cet examen et déclare n'avoir entrepris certaines opérations que sur ses données. Plus récemment encore Pfeiffer, assistant de Bruns, apporte les résultats de nombreux examens en même temps qu'il décrit sa technique. Il insiste sur la nécessité de pratiquer successivement la radioscopie et la radiographie.

La radioscopie permet surtout d'apprécier la mobilité de la tumeur en faisant déglutir et tousser le malade sous l'écran. Cela est surtout facile lorsque le goître est latéral. S'il est médian, il faut pratiquer l'éclairage oblique.

La radiographie devra être prise en faisant coucher le patient sur la plaque à plat ventre, le menton accrochant l'extrémité du châssis.

Les deux moyens, d'après Pfeiffer, permettraient de voir la trachée, de suivre ses déviations et même, dans les cas où il y a à la fois un goître intra et extra-thoracique, de dire auquel reviennent les signes de compression.

CHAPITRE V

FORMES CLINIQUES

Forme cervicale. — Nous désignons ainsi les cas où l'on perçoit au niveau du cou un goître plus ou moins volumineux, mais qui envoie dans le thorax un prolongement. Il est souvent très difficile de le reconnaître et dans bien des observations on trouve signalé que « la tumeur paraît plonger derrière le sternum », sans détails plus précis. C'est au cours de l'intervention que le chirurgien s'aperçoit de son existence et dans quelques cas il est impossible de le prévoir. Nous avons eu récemment l'occasion d'observer dans le service de M. Durand une jeune femme de vingt-trois ans qui était entrée pour une salpingite suppurée nécessitant une colpotomie. Elle présentait de plus, au niveau du lobe droit du corps thyroïde, un petit goître de la grosseur d'un œuf, très mobile, bien délimitable, dont elle demandait à être débarrassée. Sous anesthésie, M. Durand fit une petite incision sur le bord interne du sterno-mastoïdien, arriva sur le goitre qui était facilement énucléable, mais qui envoyait dans la profondeur un prolongement assez volumineux. On dut le morceler pour le faire passer par l'incision cutanée. Il avait en tout le volume d'un gros poing d'adulte. Suites opératoires très simples. Guérison en huit jours.

Cependant, lorsqu'on a affaire à un goitre qui donne des accidents de suffocation marqués, il faut soupçonner un prolongement intra-thoracique. La lecture de nombreuses observations nous a, en effet, convaincu de ce fait que, parmi les goitres suffocants, les rétro-sternaux étaient la grande majorité, ce qui d'ailleurs se comprend facilement.

Il faudra dans tous les cas explorer avec soin le pôle inférieur de la tumeur, chercher à la délimiter en soulevant la masse, en faisant faire au malade plusieurs mouvements de déglutition, en mettant la tête en extension. On sera ainsi quelquefois assez heureux pour arriver à insinuer la pulpe du doigt entre la tumeur et le rebord osseux du thorax. Si l'on ne peut l'extérioriser, on sentira parfois un prolongement net qui file dans le thorax et qui suit les mouvements imprimés à la tumeur cervicale; on aura une sensation de résistance rétro-sternale ou rétro claviculaire. Le larynx et la trachée seront moins mobiles qu'à l'état normal. Enfin, la percussion, en révélant une zone de matité au niveau du sternum ou du premier espace intercostal, pourra être très utile.

Si le goitre perçu au cou est petit, mobile et que les accidents de compression soient intenses, il y aura de grandes probabilités en faveur d'une tumeur intra-thoracique.

Enfin, il peut arriver qu'on ait une hypertrophie des deux lobes, dont l'un est au cou et l'autre dans le médiastin ; le cas serait même assez fréquent d'après Riedel, qui insiste sur ce fait que c'est en général le lobe gauche qui plonge. Dans ces cas, il faudra repérer exactement la trachée qui pourra être déviée du côté de la tumeur cervicale.

Mais, actuellement, tous ces signes perdent de leur valeur devant les renseignements précis que peut donner la radioscopie et elle devra toujours être pratiquée.

Forme médiastinale. — Celle-ci est beaucoup plus rare et, dans la majorité des cas, il existe un goître cervical. Toutefois celui-ci peut être suffisamment petit ou dissimulé par un cou court et élargi pour passer facilement inaperçu. Mais lorsque un malade présentera des signes de compression du médiastin, l'examen du corps thyroïde pratiqué avec soin faisant reconnaître la présence d'un goître, il sera facile de conclure à l'existence d'un prolongement intra-thoracique.

Ce n'est donc qu'exceptionnellement qu'on aura affaire à la forme intra-thoracique pure. Nous avons vu que les tumeurs ainsi développées pouvaient avoir pris naissance aux dépens des thyroïdes accessoires ou venir de la thyroïde normalement située. Dans le premier cas, alors que les symptômes permettront de dire tumeur du médiastin, il sera presque impossible de la rattacher à sa véritable origine, mais ces vrais goîtres accessoires sont infiniment rares. Dans le deuxième cas, qui est un peu plus fréquent, il s'agit de faux goîtres accessoires. Ici, lorsqu'on aura établi le diagnostic de tumeur du médiastin, il sera plus aisé de songer qu'il s'agit d'un goître. Les anamnestiques auront une grosse importance. On apprendra ainsi que le malade est d'une région goîtrigène, que plusieurs de ses collatéraux en ont ; le malade lui-même déclarera parfois avoir eu le « gros cou » à un moment donné. Mais il ne s'en était pas inquiété ; il ne lui attache plus d'importance à l'heure actuelle. Pourtant, c'est depuis cette époque qu'il est gêné, qu'il a de la dyspnée d'effort.

L'évolution a été lente mais progressive. L'examen du rebord osseux du thorax devra être pratiqué avec soin. On arrivera ainsi le plus souvent à percevoir le pôle supérieur de la tumeur qui donnera quelques renseignements sur sa forme, sa consistance, sa situation et ses rapports. On percevra des battements transmis qu'on ne confondra pas avec ceux d'un anévrisme. L'examen du corps thyroïde aura une grosse importance. On pourra constater dans un lobe un petit noyau goîtreux, un lobe peut manquer et être remplacé par une dépression. C'est un signe de valeur capitale. Les relations de la tumeur avec le larynx et la trachée seront cherchées par la déglutition, la toux, l'extension et la flexion de la tête. Il est vrai qu'un goître intra-thoracique peut paraître indépendant de l'arbre respiratoire, mais quelquefois cependant on trouvera que le larynx est peu mobile, situé plus bas que normalement.

La laryngoscopie, lorsque les signes fonctionnels permettront de la pratiquer, donnera des renseignements intéressants, mais c'est surtout la trachéoscopie qui, en faisant constater une embossure de la trachée, aura de l'importance.

Les signes fonctionnels, s'ils permettent de faire de bonne heure le diagnostic de tumeur du médiastin, ont par contre peu de valeur lorsqu'il s'agit de dire que cette tumeur est un goître. Toutefois, dans les cas où la scène est surtout respiratoire, il y a plus de chances en faveur d'une tumeur thyroïdienne. D'autre part l'absence de douleurs à type névralgique éloignera l'idée de tumeur maligne.

En somme, on le voit, ce diagnostic sera cliniquement très difficile et si l'on peut devenir affirmatif ce sera grâce à la radioscopie et à la radiographie.

OBSERVATION XX (Werner)

Malade âgé de vingt-trois ans, mal bâti, avec un cou court, épais, un thorax de poulet rachitique, atteint depuis ses premières années de scrofule qui a augmentée avec la croissance, laissant de l'étroitesse de la poitrine et des accès de suffocation périodiques. Au commencement du traitement, il y eut de la toux, de l'angoisse, des points dans la poitrine, du malaise, de la dyspepsie, symptômes qui furent attribués à une pneumonie bilieuse et disparurent rapidement. Mais une toux non douloureuse, de la dyspnée, de l'assoupissement persistèrent. Bientôt survint la mort.

Autopsie. — A la partie inférieure du cou se trouvait une

tumeur goitreuse dont la moitié était cachée derrière la clavicule et le sternum. Elle avait le volume d'une orange et recouvrait la trachée, depuis l'insertion latérale de la glande thyroïde jusqu'à la bifurcation. Elle n'avait aucune relation avec la thyroïde normale. Celle-ci était constituée par deux lobes petits, l'un même rudimentaire et situés de part et d'autre de la partie supérieure de la tumeur. C'est à ce niveau que la tumeur était la plus adhérente, fixée par des tractus fibreux. En bas elle était presque libre, fixée seulement par du tissu cellulaire lâche. Les anneaux de la trachée sont complètement aplatis par la tumeur. La capsule de la tumeur est elle-même épaisse, feutrée, épaisse de 8 millimètres, complètement fermée, sans traces de solution de continuité ancienne ou récente. Elle contient une masse de liquide épais, rouge brun. Le larynx est très petit, la trachée courte et aplatie par la tumeur. Dans la poitrine, en dehors d'un thorax défectueux, il n'y a rien d'anormal.

OBSERVATION XXI (Braun)

Il s'agit d'une femme de cinquante-huit ans, qui, depuis trois ans seulement, a remarqué que son cou était un peu plus gros à droite qu'à gauche. Alors que jusqu'à présent elle s'était bien portée et avait eu notamment plusieurs grossesses sans aucun trouble, elle commença à ressentir une série de symptômes : dyspnée d'effort avec par moments angoisse et suffocation, palpitations et battements dans le côté droit du cou. Pas de douleur. L'œil droit pendant un certain temps a été plus saillant. L'intensité de ces symptômes était variable, tantôt augmentant, tantôt diminuant, cessant même pour quelque temps. Mais depuis un an ils se sont accrus sans interruption. Au moindre effort, pour monter un escalier, survient une dyspnée intense. Les palpitations et la suffocation deviennent intolérables. De plus, depuis peu de temps la malade souffre d'accès de suffocation pénibles lorsqu'en dormant, elle renverse la tête en arrière. Elle a aussi des douleurs du côté droit du cou avec irradiations vers la nuque. Il n'y a pas de goîtreux dans sa famille, elle n'a pas eu de goître dans sa jeunesse. Depuis quelque temps plusieurs médecins l'ont traitée pour un anévrisme.

État actuel. — La malade est fortement constituée, corpulente. Elle a habituellement de la dyspnée qui augmente au moindre effort. Pas de cornage. La voix est forte et claire. Par moments il y a de l'exophtalmie, soit unie, soit bilatérale. Les pupilles sont égales. L'examen laryngoscopique ne montre rien d'anormal. Le pouls est accéléré, régulier, plein, isochrone des deux côtés.

Le côté droit du cou est empâté à côté de la trachée. La moitié interne du creux sus-claviculaire droit paraît un peu saillante par comparaison avec le côté gauche. Derrière l'articulation sterno-claviculaire droite, on sent par la palpation le pôle supérieur d'une tumeur non fluctuante, un peu rénitente, en grande partie recouverte par le sterno-mastoïdien. Sa limite supérieure déborde la clavicule droite d'environ un demi-centimètre ; en dedans, elle atteint la ligne médiane ; en dehors, elle s'étend jusqu'au niveau du tiers interne de la clavicule droite. A ce niveau, on peut sentir battre la carotide, qui est repoussée en dehors. On ne peut pas apprécier la partie thoracique de la tumeur ; cependant la percussion donne une légère matité dans le creux sus-claviculaire droit, sur la moitié droite du sternum et la portion correspondante des côtes. Rien aux autres organes.

Cette tumeur présente des battements isochrones à la systole cardiaque, visibles au-dessus de la clavicule comme ceux d'un anévrisme, mais à ce niveau l'auscultation ne fait entendre aucun bruit. Un peu au-dessus de cette tumeur, tout contre la trachée, il existe une seconde tumeur, plus molle, qu'on ne peut délimiter exactement et du volume d'une petite noix, qui, par sa partie supérieure, envoie un prolongement vers l'isthme du corps thyroïde. Elle appartient donc au lobe droit du corps thyroïde et ne présente aucune relation avec la tumeur intra-thoracique. Si on a mobilisé dans le plan frontal la tumeur cervicale, les mouvements sont transmis à la tumeur intra-thoracique. Elles ne suivent pas la trachée dans les mouvements de déglutition. Par contre le prolongement de la tumeur supérieure s'allonge quand le larynx remonte. Le lobe gauche n'est pas hypertrophié, de même que l'isthme. L'auteur, d'après ces signes, rejeta le diagnostic d'anévrisme et fit celui de tumeur goîtreuse.

Opération. — Incision parallèle au bord interne du muscle sterno-mastoïdien et section transversale du muscle omo-hyoïdien dans le creux sus-claviculaire. Libération du pôle supérieur de la tumeur. Après incision de la capsule épaisse et fibreuse, apparaît la surface de la tumeur rouge pâle, couverte de grosses veines. C'était un goître. Son extirpation fut terminée quelques minutes après en le décortiquant avec les doigts et en l'amenant hors du thorax. De petites hémorragies veineuses furent arrêtées par tamponnement. Une seule artère importante, paraissant être une branche de la thyroïdienne inférieure, pénétrait dans la tumeur par son pôle supérieur et fut liée. La tumeur, complètement isolée, contenait peu de sang et mesurait 75 millimètres × 45 millimètres × 30 millimètres. Elle consistait en un adénome fœtal multilobé, parsemé de foyers hémorragiques. La tumeur avait déplacé la trachée vers la gauche et l'avait aplatie. Le tronc brachio-céphalique et la carotide primitive droite, puis le tronc veineux brachio-céphalique et la jugulaire interne droite occupaient son bord externe, plutôt en avant qu'en arrière. Le tronc veineux brachio-céphalique passait entre le goître et le sternum. Le pôle inférieur gauche occupait l'origine du tronc artériel brachio-céphalique, expliquant les battements qui se transmettaient à travers les tissus mous de la tumeur comme à travers un liquide.

A 1 ou 2 centimètres au-dessus de ce goître endo-thoracique, se trouvait le lobe droit du corps thyroïde déformé et bas situé. En somme, il n'était pas plus gros que normalement et ne présentait pas de prolongement supérieur. Il était farci d'adénomes fœtaux de la grosseur d'un pois à celle d'un haricot. La moitié inférieure formait une masse reliée à la capsule de la tumeur intra-thoracique par une bande de tissu conjonctif. Ce lobe droit fut aussi extirpé par ligature typique de ses veines et de l'artère thyroïdienne supérieure, d'après la méthode de Hahn. Tamponnement de la plaie avec de la gaze iodoformée, deux jours après suture secondaire. Guérison de la plaie en quatorze jours.

OBSERVATION XXII (Dubourg)

Hypertrophie du corps thyroïde, tumeur dans le médiastin antérieur, donnant lieu aux symptômes d'une hypertrophie du cœur.

Geneviève G..., âgée de cinquante-trois ans, entra dans la salle Saint-Charles de la Pitié, le 3 avril 1826, offrant les signes d'une hypertrophie du ventricule gauche du cœur ; le stéthoscope faisait entendre un choc très marqué, sans donner cependant le bruit particulier qui décèle un obstacle dans les valvules de l'aorte ; la dyspnée était extrême, la voix glapissante et un léger sifflement trachéal accompagnait chaque inspiration ; on remarquait à la région cervicale antérieure une tumeur ovale, du volume du poing environ, roulante, de très ancienne date et paraissant tenir à un développement pathologique du corps thyroïde. Aucune partie du corps n'était d'ailleurs œdématisée. La malade fut soumise simplement à des boissons délayantes et à une alimentation peu réparatrice pendant une quinzaine de jours, sans qu'elle éprouvât aucun changement dans son état ; mais à cette époque la dyspnée redoubla d'intensité et la mort survint tout à coup dans la nuit du 24 au 25 avril.

Autopsie le 26 au matin. — *Thorax.* 1° Le volume général du cœur surpasse celui du poing du sujet ; la capacité du ventricule gauche est un peu plus considérable que dans l'état normal et les parois de cette cavité ont sept lignes et demi dans la plus grande épaisseur. Les autres parties de cet organe sont saines ;

2° Dans l'écartement des deux feuillets de la plèvre, on aperçoit une tumeur arrondie ou à peu près, couchée sur la crosse de l'aorte et sur la terminaison de la trachée-artère. Les dimensions de cette tumeur sont les suivantes : diamètre vertical, deux pouces quatre lignes ; diamètre transversal, un pouce huit lignes ; diamètre antéro-postérieur, un pouce deux lignes. Incisée dans toute son épaisseur sur la ligne médiane, elle offre un grand nombre de loges séparées par des cloisons nombreuses, denses, résistantes, non cartilagineuses; cependant la plus grande de ces loges peut avoir un demi-pouce de diamètre. Le tissu intérieur est en général rougeâtre, vasculaire, celluleux et contient un liquide visqueux très abondant, qui en remplit les vacuoles; ce tissu n'est cependant pas uniforme : là, il est rouge pâle, friable; ici, il est jaunâtre et plus résistant. L'enveloppe de cette tumeur est de nature cellulaire, mince et les inégalités formées par le relief des différentes loges donnent à sa périphérie un aspect bosselé.

Région cervicale. — Une grosse tumeur, de forme ovalaire, située un peu sur le côté droit de la trachée-artère, s'étend depuis les premiers anneaux de ce conduit jusqu'au bord supérieur du sternum où elle se continue avec la tumeur précédente par du tissu cellulaire lâche. Elle est du volume d'un poing, développée aux dépens du lobe droit du corps thyroïde et, à la coupe, présente des kystes multiples. La moitié gauche du corps thyroïde est normale.

OBSERVATION XXIII (Dittrich)

Malade de soixante ans. Tumeur kystique remplissant la plus grande partie de la moitié thoracique droite. Jusqu'à cinq ans avant sa mort, elle avait joui d'une assez bonne santé. A cette époque, elle fut prise d'hémoptysies. Elle fut admise à diverses reprises dans les hôpitaux pour cet accident qui s'est renouvelé. A la partie antérieure du côté droit du thorax, les veines sont dilatées et serpentines. La pulsation du pouls carotidien n'est pas perceptible à droite; on sent à peine le pouls radial à droite : à gauche, il est plein et mou. Matité sur la moitié droite du thorax et abolition du murmure vésiculaire. Cette femme succombe à une hémoptysie.

Autopsie. — Toute la moitié droite du thorax est remplie par un kyste, gros comme une tête d'adulte, entouré, comme d'une capsule, de la plèvre pariétale décollée. Il comprimait le poumon droit. Sur son pôle supérieur courrait le tronc brachio-céphalique et la veine sous-clavière droite. On constatait sa continuité avec le reste du lobe thyroïdien droit qui atteignait le troisième anneau de la trachée. L'isthme manquait.

Ce cas est d'autant plus remarquable que la plèvre avait été décollée et non perforée ; les vaisseaux, aplatis mais non oblitérés.

OBSERVATION XXIV

(Due à l'obligeance de M. le Dr Mollard.)

Diagnostic clinique. — *Compression médiastinale (anévrisme) (?) — Néphrite interstitielle. — Néoplasme intestinal latent probable. — Gangrène terminale des doigts.*

Autopsie. — *Goître plongeant. — Néoplasme de l'angle gauche du côlon. — Néphrite interstitielle. — Endocardite récente de la mitrale et des sigmoïdes aortiques.*

Mathieu P..., soixante ans, entre salle Saint-Eucher, le 22 janvier 1904, parce qu'il est très essoufflé au moindre effort et parce qu'il a les jambes enflées.

Rien à noter dans les antécédents héréditaires.

Bonne santé antérieure. Jamais de rhumatisme articulaire aigu.

Le malade a souffert pendant longtemps de névralgie faciale et d'une sciatique qui l'obligea à garder le lit.

Il n'avait jamais été essoufflé, n'avait pas eu de palpitations avant l'année dernière. A ce moment apparut de la dyspnée d'effort qui s'est toujours accrue depuis. Il eut de l'œdème des jambes. Il fit un séjour de plusieurs mois à l'hôpital, puis fut envoyé en convalescence, mais sans amélioration.

Actuellement le malade présente un teint très pâle. Il est très dyspnéique au moindre effort. Il tousse depuis quelques jours et présente une expectoration muqueuse banale. Pas de pollakiurie (le malade ne s'est jamais levé la nuit pour uriner) ni de polyurie. Œdème malléolaire très marqué.

Quelques troubles digestifs : anorexie très marquée. Digestions difficiles, un peu de diarrhée.

Le pouls est un peu tendu, la radiale roule un peu sous le doigt.

Au cœur, pointe dans le sixième espace, sur la ligne axillaire antérieure, à deux travers de doigts en dehors du mamelon. Choc de la pointe un peu étalé. Pas de thrill. L'auscultation fait entendre un premier bruit pas très fort. On a un peu l'impression d'un souffle rude à timbre très bas, s'atténuant très rapidement vers l'aisselle. En se rapprochant de l'appendice xiphoïde, on perçoit un petit souffle diastolique, aspiratif, n'apparaissant pas à toutes les révolutions cardiaques. Il est beaucoup plus net à l'appendice xiphoïde où il est plus constant. Il s'atténne en se rapprochant du foyer aortique et de la région moyenne du sternum. A l'orifice aortique, le premier bruit est souvent couvert par un souffle léger, à timbre très bas, qui est plus net encore sous la tête de la clavicule.

Aorte. — Matité débordant le sternum d'au moins un travers de doigt de chaque côté. Pas de battements sus-sternaux.

Élévation de la sous-clavière gauche.

Faible souffle de Duroziez.

Abdomen. — Rien d'anormal.

Foie. — Matité dépassant de deux travers de doigt le rebord costal.

Poumons. — Aux deux bases et surtout à gauche, râles humides assez fins éclatant après la toux.

Urines. — Disque très net d'albumine.

25 janvier. — Le souffle systolique de la base ne s'entend que très haut, près de la clavicule.

Quant au souffle de l'appendice xiphoïde, il semble plutôt mésosystolique.

A cause de la dyspnée très vive et bruyante (stridulation inférieure) non en rapport avec l'état du cœur et du poumon; à cause de la raucité de la toux qui a un peu les caractères de la toux de compression ; à cause de la pâleur du malade, on soupçonne un anévrisme de l'aorte.

Inégalité pupillaire. — L'œil droit paraît un peu moins saillant avec un léger ptosis; la pupille est petite.

Dilatation veineuse à droite au niveau de la partie supérieure du thorax.

Matité aortique très large, débordant surtout à droite.

Le cœur paraît gros; large matité.

Pas de différence des deux pouls radiaux, pas de retard appréciable.

12 février 1904. — Le malade a eu plusieurs selles nettement sanglantes, d'autres très noires. La palpation de l'abdomen est toujours négative. Rien aux poumons.

25 février 1904. — Gangrène sèche du petit doigt de la main gauche et du petit orteil de la jambe du même côté. Cyanose et refroidissement des autres doigts.

Radioscopie. — Il est très difficile d'examiner le malade qui ne peut redresser la tête et qui se tient difficilement debout. Pas de signes d'ectasie aortique nette bien que l'aorte paraisse un peu large. Le cœur est gros.

4 mars 1904. — Le malade se cachectisant de plus en plus est mort ce matin sans phénomènes nouveaux. Il a eu des selles diarrhéiques noires. L'hypothèse de tumeur du tube digestif paraît très probable bien que la palpation plusieurs fois répétée soit restée négative.

Autopsie. — *Cœur* (700 gr.) hypertrophié. Ventricule gauche mesurant 16 millimètres d'épaisseur; le droit, 6 millimètres.

Aorte athéromateuse non dilatée.

Endocardite récente (petites végétations en chou-fleur) au niveau de la grande valve de la mitrale qui est très épaissie, dure, cartonnée, et au niveau des sigmoïdes aortiques. A l'épreuve de l'eau l'orifice aortique est insuffisant bien que les attaches des valvules soient peu altérées.

Rien au cœur droit qui est un peu dilaté.

Foie (1.360 gr.) légèrement cardiaque.

Reins (150 gr.) se décortiquant mal. Kystes. Substance corticale diminuée.

Rate (270 gr.) normale.

Poumons. — Cicatrices anciennes des deux sommets.

Intestin. — Au niveau de l'angle gauche du côlon il existe une tumeur annulaire sur une étendue de 5 centimètres. A la coupe, tumeur ulcérée avec bords soulevés, durs. Au dessus et au dessous la muqueuse est souple, mais présente des ulcérations policycliques indépendantes, s'étendant jusqu'au rectum en bas et à 10 centimètres en amont de l'angle du côlon.

Très légère réaction péritonéale. Invaginations multiples du grêle.

Corps thyroïde. — Une fois le sternum enlevé, on constate l'existence d'un volumineux goître kystique ayant 7 centimètres de diamètre, ayant pris naissance aux dépens du lobe droit de la thyroïde. Il est à peu près entièrement caché derrière le sternum et s'est logé dans le thorax aux dépens du sommet du poumon droit. Il descend presque à un travers de doigt de l'éperon trachéal. La trachée est repoussée à gauche et un peu aplatie transversalement. Les troncs veineux et artériel brachio-céphaliques sont situés sur le côté droit de la tumeur qui les a repoussés et les comprime certainement. A la coupe, le kyste renferme une substance très épaisse, ressemblant à du mastic. Le lobe gauche est normal, son bord inférieur est situé plus bas que normalement; il affleure le bord supérieur du sternum.

OBSERVATION XXV

Malade présenté à la Société médicale de Genève, le 9 février 1905, par M. Bard.

Malade de trente-sept ans, plâtrier, entré le 20 janvier à l'hôpital avec la grippe et le diagnostic de maladie bleue. Il présentait les symptômes d'une bronchite diffuse, n'avait pas une température très élevée, mais était très cyanosé. Il y avait des signes de compression de la trachée, de l'œdème de la face et du membre supérieur droit ainsi que du cornage. On percevait un souffle de compression dans le dos. Le malade était porteur d'un ancien goître. La percussion révélait une légère sub-matité sus-sternale ; on posa le diagnostic de *goître rétro-sternal* avec poussée grippale et on envoya le malade en chirurgie. Les membres inférieurs commencèrent alors à enfler. Le diagnostic devint hésitant. Avait-on affaire à une tumeur du médiastin ou à un anévrisme ? Il existait un souffle sous la clavicule, mais aucun trouble de la déglutition. Au palper, on percevait des vibrations diastoliques de l'aorte au-dessus du sternum. Les pulsations radiales étaient synchrones. En somme, signes manifestes de compression intra-thoracique. A la radiographie, on distinguait une opacité dans le médiastin et on put déterminer que la tumeur siégeait en avant derrière le sternum.

M. Girard, qui a vu le malade en chirurgie fait remarquer que la trachéosténose était insuffisante pour expliquer la cyanose. En outre, l'œdème qui existait à la main droite et qui n'a apparu que plus tard à gauche est particulièrement intéressant. Le goitre est pulsant, surtout au lobe moyen, et l'on doit éliminer ainsi l'hypothèse d'une pulsation transmise. La courbe respiratoire revêt fréquemment un type particulier : diminution progressive de la respiration allant jusqu'à l'apnée et même la somnolence, puis réveil brusque, rétablissement de la respiration normale et ainsi de suite. Il ne s'agit donc pas de trachéosténose. M. Girard pense qu'on doit éliminer l'hypothèse d'un Basedow fruste et croit plutôt à l'existence d'une tumeur médiastinale, très probablement un goitre rétro-sternal, comprimant les veines caves, ce qui explique l'existence de veines dilatées sur le thorax et la présence de l'anasarque apparue tout récemment.

Parlant du traitement, M. Girard ne croit pas au succès de la thérapeutique médicale, une opération seule pourrait avoir des chances de succès. Deux voies d'accès se présentent : la voie sus-sternale et la voie latéro-sternale (en utilisant la chambre pneumatique de Sauerbruch).

Le 23 février 1905, à la même société, M. Girard présente le malade. Le lendemain de la séance précédente l'anasarque et les autres symptômes s'étaient aggravés à un point tel qu'on fut obligé de drainer l'œdème des jambes. On profita de l'amélioration ainsi obtenue au bout de vingt-quatre heures pour pratiquer l'extirpation du goître. L'opération eut lieu le 11 février. Aujourd'hui, après douze jours, le malade est debout, complètement guéri, non seulement de sa plaie opératoire, mais encore de tous les symptômes pathologiques antérieurs. L'anasarque, qui remontait jusqu'à la ceinture, a complètement disparu ; de l'œdème des bras et de la bouffissure de la face, il ne reste plus de trace. Le scrotum, gros comme une tête d'enfant, est absolument normal, les jambes de même. Les varices thoraciques sont dégorgées, l'engourdissement général et les accès de sommeil, la dyspnée par trachéosténose, le type respiratoire analogue à celui d'Adam Stokes, ont fait place à un état parfaitement normal.

A partir des trois premiers jours et pendant une semaine, la diurèse a atteint 5 à 6 litres par jour sans l'emploi d'aucun diurétique. Les portions non extirpées du goître, le lobe gauche et les deux tiers du lobe médian ont notablement diminué de volume et ont perdu leurs pulsations. L'opération elle-même n'a pas présenté toutes les difficultés que l'on pouvait craindre. On a enlevé tout le lobe droit du goître avec une petite partie du lobe médian ; la portion médiastinale du lobe droit, grosse comme le poing, reliée par un isthme à la portion supérieure, put être extraite lentement sans trop de peine par l'incision cervicale. Le goître était très vasculaire. Malgré les ligatures préalables des artères thyroïdiennes supérieure et inférieure, un très grand nombre d'autres vaisseaux, surtout veineux, durent être liés.

FORME MÉDICALE

Manifestations pulmonaires et cardiaques des goîtres intra-thoraciques. — Les goîtres intra-thoraciques provoquent fréquemment des perturbations secondaires du côté du cœur et de l'appareil respiratoire. Ce retentissement prend ici une importance considérable par l'allure clinique spéciale qu'il déterminé, les troubles viscéraux dominant la symptomatologie et pouvant conduire à des erreurs considérables de diagnostic en l'absence de goître apparent.

Certes, les mêmes complications peuvent se retrouver dans toutes les variétés de néoplasie thyroïdienne ; mais, outre qu'elles s'observent avec une constance bien moindre dans les goîtres ordinaires, elles ne prêtent pas aux mêmes considérations cliniques en raison de la présence manifeste, dans ces cas, du corps du délit. De même, on peut les voir dans les formes dites médicales du cancer thyroïdien (1) ; mais, dans ces cas, elles sont associées à des troubles généraux graves dus aux métastases, qui rendent moins intéressante leur étude particulière.

Nous étudierons donc dans ce chapitre, un peu rapidement pour ne point trop nous éloigner des données cliniques, le retentissement du goître, et particulièrement du goître intra-thoracique sur le cœur et sur le poumon.

Troubles respiratoires

Le symptôme capital parmi les modifications respiratoires est la *dyspnée*, qui peut se présenter, comme on le sait, sous des types très différents ; nous n'insisterons pas sur ses variétés bien connues, depuis les dyspnées intermittentes à l'occasion des efforts, depuis les troubles légers et continus, jusqu'aux crises d'oppression du décubitus ou aux accès nocturnes rappelant l'asthme et jusqu'aux dyspnées plus vives et persistantes avec tirage et cornage, et aux paroxysmes asphyxiants justiciables d'interventions d'extrême urgence. Nous rappellerons surtout que ces troubles peuvent être produits par des lésions ou des actions multiples tenant, soit à la sténose des voies respiratoires, sur laquelle nous avons précédemment assez insisté, soit aux lésions pulmonaires, soit à l'état du cœur.

L'*état du poumon* entre, en effet, souvent en jeu, particulièrement dans la production de ces dyspnées légères ou d'effort sans tirage ni cornage, accompagnés de toux et d'expectoration muqueuse ou muco-purulente. Les malades présentent alors l'aspect de vieux bronchitiques et, à l'autopsie, on trouve des lésions de bronchite chronique avec de la sclérose légère diffuse, de l'emphysème généralisé, souvent des traces de tuberculose guérie.

Ce sont, à proprement parler, des bronchitiques ; les inflammations banales ou les processus spécifiques comme les poussées légères de tuberculose qui passent si fréquemment inaperçues, ont une grande tendance à s'établir et surtout à persister de manière torpide chez les goîtreux. Ce sont particulièrement les modifications de la circulation pulmonaire, les troubles de la mécanique respiratoire, et peut-être aussi, dans certains cas, les compressions nerveuses (pneumogastrique) qui favorisent l'*éclosion* de ces poussées inflammatoires ; les mêmes conditions et sans doute aussi la tendance à l'augmentation de volume du cœur favorisent leur *persistance* ; elles provoquent ainsi la formation de l'emphysème généralisé, souvent aussi par l'établissement de tuberculoses discrètes avec sclérose (1).

Ainsi des goitreux qui ne présentent même pas de signes manifestes de sténose trachéale arrivent par ces diverses étapes à des dyspnées quelquefois assez vives, d'autant plus que la moindre inflammation surajoutée provoque rapidement l'insuffisance respiratoire, et que leur cœur se trouve en état de moindre résistance.

Les *troubles cardiaques*, en effet, qui sont eux-mêmes fréquemment sous la dépendance de perturbations pulmonaires comme nous le rappellerons plus loin, non-seulement entretiennent ces lésions, mais peuvent en aggraver brusquement les symptômes à l'occasion des moindres incidents pathologiques. En outre, ils peuvent provoquer, pour leur propre compte, des symptômes respiratoires : certaines oppressions nocturnes, à caractères asthmatiformes, doivent rentrer dans le groupe des dyspnées cardiaques.

Nous rappellerons enfin pour mémoire que, dans certains cas exceptionnels, des lésions du pneumogastrique ont paru provoquer des modifications particulières des actes respiratoires. Bruberger, cité par Wœlfler (2), rapporte ainsi une observation dans laquelle l'augmentation du corps thyroïde aurait provoqué un ralentissement des mouvements respiratoires qu'il interprète comme une compression du pneumogastrique.

(1) Bériel, thèse de Lyon, 1903.

(2) Wœlfler, *loc. cit.*, II, p. 118.

Tous ces symptômes qu'on peut observer dans les goîtres ordinaires se retrouvent, comme il est facile de le concevoir, avec une constance beaucoup plus remarquable dans les goîtres intra-thoraciques. Les compressions des voies respiratoires, des nerfs, des vaisseaux, presque à coup sûr réalisées par ces tumeurs profondément situées retentissent en effet fatalement sur le système respiratoire et contribuent dès lors à provoquer les difficultés cliniques que nous envisagerons plus loin.

Troubles cardiaques.

Les troubles cardiaques sont beaucoup plus complexes encore et de nature très variable. Ils n'ont guère été l'occasion d'études particulières qu'à notre époque, au fur et à mesure que s'établissaient les données de l'expérimentation sur le système nerveux cardiovasculaire, et de la chimie biologique sur les principes de la thyroïde; à mesure aussi que les interventions ont obligé les chirurgiens à tenir compte de certaines réactions particulières des goîtreux sur la table d'opération.

L'étude de ces manifestations est d'autant plus complexe qu'elle se rattache étroitement à celle de la maladie de Basedow. Aussi était-il nécessaire que cette maladie fût décrite et isolée; les recherches qu'elle suscita concourront certainement à la connaissance plus exacte des phénomènes cardiaques dans les goîtres simples. Aussi n'est-ce que dans la dernière moitié du XIXe siècle que les études entreprises sur ce dernier sujet se multiplièrent, dues surtout à des chirurgiens. Elles commencent par le mémoire fondamental de Rose (1878) (1), pour se continuer par les recherches de Schranz (2), Wœlffler (3), Révilliod (4), enfin le travail récent de Minnich (5).

Malheureusement des faits bien précis sont encore loins d'être établis ; les troubles cardiaques des goîtres forment un groupe assez vaste et mal délimité ; il a été très mal précisé par la plupart des premiers auteurs. Beaucoup englobent dans une statistique brutale toutes les modifications cardiaques observées chez les goîtreux, lors même qu'elles ne présentent manifestement aucune relation de cause à effet avec la tumeur thyroïdienne. Nous voyons ainsi Schranz trouver sur 308 cadavres goîtreux, 207 lésions cardiaques de valeur très différente : lésions valvulaires, hypertrophie, dégénérescence graisseuse, compressions vasculaires.

Il arrive ainsi à des pourcentages sans intérêt. Il donne, par exemple, les chiffres suivants.

Ont des troubles cardiaques :

Enfants goîtreux	. . .	23,6 %
Adultes —	. . . .	49 %
Aliénés —	. . . .	32 %
Cadavres —	. . . .	67 %

(1) Rose, *Archiv für Klin. Chirurgie*, Bd XXIII, 1878.
(2) Schranz, *Ibid*, 1887.
(3) Wœlffler, *loc cit.*
(4) Revilliod, *Société médicale de la Suisse Romande*, 24 sept. 1896.
(5) Minnich, *Das Kropfherz und die Beziehungen der Schilddrüsenerkrankungen zu dem Kreislaufapparat*, 1904.

Nous relevons dans sa statistique un chiffre plus précis : sur 117 goîtreux, il trouve 17 fois de la tachycardie, allant de 100 à 130 pulsations.

De même, chez les auteurs plus récents, comme Minnich, et qui s'efforcent de n'avoir en vue que les cas de troubles provoqués par le goître lui-même, on trouve beaucoup d'observations douteuses ou imprécises. La relation de cause à effet entre le goître et lacardiopathie n'est pas toujours évidente.

Il semble donc qu'on doive être très réservé dans l'appréciation de ces troubles cardiaques, malgré leur existence incontestable. Les autopsies, relativement rares, ne donnent pas toujours des résultats satisfaisants. On trouve assez fréquemment, lorsque le protocole en est complet, un peu de sclérose rénale qui laisse planer un doute sur l'origine des lésions cardiaques. Et, si fréquemment il existe de l'augmentation de volume des cavités, surtout du cœur droit, l'état du myocarde est rarement précisé ; il est souvent décrit pâle, couleur feuille morte, ce qui ne peut avoir qu'une valeur bien restreinte ; ou bien on ne note que de la surcharge adipeuse, ce qui ne satisfait pas davantage ; rarement l'examen histologique a été pratiqué.

Aussi n'est-il pas encore prouvé, à notre avis, malgré l'opinion de certains auteurs tels que Minnich, que les troubles provoqués par le goître puissent aboutir à de véritables lésions du myocarde. Anatomiquement, le seul fait qui nous paraît indiscutablement lié à un retentissement du goître est la dilatation du cœur droit et peut-être un certain degré d'hypertrophie générale.

Les *symptômes* sont multiples et de valeur très diverse.

Les principales manifestations *subjectives* sont les palpitations assez fréquentes, surtout chez les jeunes sujets et dont l'importance clinique est extrêmement imprécise; les douleurs précordiales, survenant quelquefois sous forme de crises pouvant rappeler l'angor sont peut-être plus significatives, mais beaucoup plus exceptionnelles. Il faut signaler en outre certaines formes de dyspnée dont nous avons parlé déjà et qui sont fonction des troubles cardiaques.

Les symptômes *objectifs* consistent surtout dans l'augmentation des pulsations, phénomène qui représente la modification de beaucoup la plus tangible et la plus fréquente de la fonction circulatoire. On sait que ce symptôme est très fréquent, soit sous forme continue, soit même sous forme d'accès pouvant rappeler les tachycardies paroxystiques (1). Malheureusement, il est quelquefois associé à d'autres signes, tels que des modifications de l'œil et de la pupille ou du tremblement, qui nous rapprochent de la maladie de Basedow ; nous reviendrons plus loin sur ces associations.

Les stases veineuses, les œdèmes vraiment imputables à une dilatation du cœur droit, elle-même appréciable, peuvent aussi s'observer, ainsi que des souffles anorganiques ou fonctionnels. Enfin on peut

(1) Vaquez : *Soc. méd. des hôp. de Paris*, 1902, p. 498.

voir dans les périodes terminales le véritable tableau de l'asystolie.

Quelques auteurs décrivent en outre des symptômes qui leur permettraient de reconnaître une hypertrophie du cœur ; Minnich, se basant seulement sur la percussion et la cytométrie (qui lui révélerait une voussure suffisamment marquée), a signalé des hypertrophies du cœur liées aux modifications du corps thyroïde. Il décrit ainsi une forme hypertrophique qu'il distrait du groupe des hypertrophies dites idiopathiques. Nous pensons qu'on ne peut le suivre dans cette conception qu'avec les plus grandes réserves. Malgré ses nombreuses observations, l'absence de contrôle radioscopique et d'autopsies laisse déjà un doute au sujet même de l'existence de cette hypertrophie ; elle fait douter davantage encore de la certitude de l'origine thyroïdienne.

Non seulement les auteurs ont rattaché un plus ou moins grand nombre de symptômes au retentissement cardiaque des goîtres, mais encore ils ont proposé des explications très différentes. Elles sont d'autant plus difficiles à mettre en lumière que, dans certains cas, les troubles cardiaques sont postérieurs à l'apparition du goître, dans d'autres, concomitants. En ne tenant compte pour le moment que de la première catégorie, qui est de beaucoup la plus importante, nous passerons rapidement en revue les divers *modes pathogéniques*.

I. — La présence du goître peut agir sur la circulation *par l'intermédiaire des troubles respiratoires* et les perturbations cardiaques liées aux phénomènes dyspnéiques sont même ceux dont la causalité est la plus évidente. D'ailleurs, ce sont ceux qui ont les premiers frappé les observateurs. Rose, dans le premier travail important à cet égard, n'envisage même que ceux-ci. Il s'attache surtout à l'influence de la gêne inspiratoire.

Wœlfler, plus tard, faisant intervenir pour quelques cas seulement ces phénomènes pseudo-mécaniques, accuse surtout l'entrave à l'expiration produite, soit par la compression trachéale, soit même par les paralysies laryngées (1). La plupart des auteurs admettent ce procédé; il est facile de concevoir que les obstacles aux actes respiratoires produisent une perturbation de la petite circulation qui retentit rapidement sur le cœur droit; sa dilatation, l'accélération des battements du cœur, enfin la faiblesse cardiaque et l'asystolie, facilitée peut-être par des lésions du myocarde, en sont la conséquence. Nombre de morts subites en corrélation ou non avec une anesthésie ou des manœuvres opératoires sont sans doute en rapport avec de tels désordres cardiaques, lorsqu'elles ne sont pas dues à un aplatissement brusque de la trachée ou à un spasme laryngé (Wœlfler, *loc. cit.*, p. 146).

Minnich a voulu pénétrer plus avant dans le mécanisme physiologique de ce retentissement cardiaque. Sans entrer dans le détail de ses conclusions, qu'il fait précéder de données physiologiques précises empruntées surtout aux recherches de Tigerstedt,

(1) Wœlfler, *loc. cit.*, II, p. 84.

nous indiquerons qu'il attribue aux diverses formes de dyspnée un résultat cardiaque différent : les *dyspnées inspiratoires* produiraient particulièrement la dilatation du cœur droit; les *dyspnées expiratoires* tendraient à son hypertrophie excentrique; les *dyspnées mixtes* produiraient ce double résultat. Enfin, toutes réagiraient très peu et seulement à la longue sur le cœur gauche. Ces données, si séduisantes qu'elles soient paraissent difficiles à appliquer à la clinique.

En tout cas, il est nécessaire de rappeler que de pareilles modifications cardiaques peuvent être provoquées même par des modifications respiratoires légères, par des oppressions peu dramatiques, mais de longue durée; l'engorgement veineux longtemps soutenu amène fatalement la dilatation du cœur droit sans symptômes initiaux bruyants.

Nous signalerons enfin que la présence chez les goitreux d'un sang ayant plus ou moins les caractères du sang asphyxique contribue peut-être à provoquer des manifestations cardiaques. On sait que le sang asphyxique exerce une action nerveuse accélératrice sur le cœur (Dastres et Morat) (1). Il est possible que ce facteur intervienne, même chez les goitreux peu dyspnéiques, dans la production de certains symptômes tels que la tachycardie.

II. — Les *lésions nerveuses*, — compressions, adhérences, dislocations, — productrices de phénomènes

(1) Dastres et Morat, *Archives de physiologie*, 1884.

d'excitation ou de paralysie ont toujours paru aptes à produire des modifications cardiaques. Les rapports, au cou, des deux groupes sympathique et pneumogastrique des nerfs cardiaques rendent toute naturelle cette hypothèse, et pouvaient la faire pousser aux dernières limites. On a été jusqu'à décrire, d'après le degré de la tachycardie, la nature du nerf atteint (1).

Ces interprétations mériteraient d'être reprises.

Anatomiquement, les points essentiels à noter sont :

1° Pour le sympathique, la situation relativement rapprochée du ganglion cervical moyen, en rapport variable, mais toujours en rapport, avec l'artère thyroïdienne inférieure ; celle du ganglion cervical inférieur au-dessous de la sous-clavière et près de la vertébrale (goîtres rétro-claviculaires).

2° Pour le pneumogastrique, le tronc même paraît pouvoir être lésé seulement dans des cas exceptionnels ou dans des tumeurs malignes. Par contre, les rameaux cardiaques supérieurs, les filets anastomotiques entre ces rameaux et le nerf laryngé supérieur, qui peut-être représentent le trajet anatomique des filets dépresseurs (Bernhardt), peuvent être atteints.

Les plexus cardiaques eux-mêmes ainsi que les nerfs cardiaques moyens et inférieurs peuvent être en rapport avec des goîtres intra-thoraciques profonds plongeant au devant des gros troncs artériels :

(1) GERHARDT : jusqu'à 120 pulsations, irritation du sympathique ; de 120 à 180, paralysie du vague ; au-dessus, action combinée.

l'observation de Birch-Hirschfeld, que nous rapportons plus loin, en est un exemple. Malheureusement, étant admise la possiblité de l'atteinte de ces filets nerveux, les données de la physiologie ne nous renseignent pas de manière absolument précise et ne peuvent nous fournir un type suffisamment stable de la lésion de chaque nerf ou de chaque branche.

Pour le sympathique, il semble bien que la section du tronc cervical ne produise pas de phénomènes cardiaques si l'on s'en rapporte aux cas assez nombreux de sympathicectomie chez l'homme, et cependant il existe dans la littérature des observations de goître avec lésions du sympathique cervical et phénomènes cardiaques.

Il est probable que l'action est alors produite par une compression ou une lésion des filets cardiaques en rapport avec les artères thyroïdiennes, ou par une atteinte du ganglion cervical inférieur.

2° Pour le pneumogastrique, on doit noter que la section unilatérale chez l'animal produit seulement une très légère accélération du cœur. On admet en général que le tronc du côté sain suffit à faire la suppléance. D'ailleurs, dans la plupart des observations relatant des troubles cardiaques chez l'homme par des lésions diverses des vagues, il s'agit de lésion bilatérale.

Cependant on ne peut nier que, dans certains cas, la lésion d'un seul vague puisse amener des troubles cardiaques (1) et bien que ce nerf soit difficilement

(1) Ch. Apert : Tachycardie paroxystique par lésions d'un pneumogastrique, *Société médicale des hôpitaux de Paris*, 1902, p. 488.

atteint par les goîtres, il existe cependant quelques observations indéniables. Pinner, cité par Wœlfler, rapporte que chez une femme de trente et un ans un goître avait produit du ralentissement du pouls et des vomissements par lésion d'un vague. En tout cas, les lésions du pneumogastrique pouvant produire, suivant les cas, de la tachycardie ou du ralentissement du pouls sont très rares dans les tumeurs thyroïdiennes. D'ailleurs la bradycardie est exceptionnelle comparée à l'accélération, ce qui ne saurait se concevoir si le pneumogastrique était souvent en cause.

III. — Mais, ces dernières années, les recherches de Cyon sur les principes thyroïdiens dans leur rapport avec l'innervation cardiaque ont engagé certains auteurs à attribuer à des influences de dysthyroïdation les troubles cardiaques, tels que la tachycardie, qui porte le cachet des névroses. Normalement, pour de Cyon, l'état d'excitabilité des nerfs pneumogastrique, dépresseur et sympathique est maintenu dans des proportions particulières par lesquelles leur action antagoniste serait contrebalancée. Mais, de même que certains poisons, certaines substances appelées par de Cyon poisons physiologiques, peuvent agir en diminuant ou augmentant l'excitabilité de tel ou tel ordre de fibres. Ainsi l'iodothyrine de Baumann augmenterait expérimentalement l'excitabilité du vague et des dépresseurs ; Minnich attribue ainsi à la diminution de cet agent chez les goîtreux la diminution d'excitabilité des mêmes nerfs traduisant la tachycardie ; cette hypothèse assez séduisante expliquerait les résultats partiels obtenus par les médications iodothyroïdiennes ; ce même agent augmenterait en même temps l'excitabilité des filets sympathiques accélérateurs.

L'iode, au contraire, et les iodures produisent les effets inverses : on peut ainsi rapprocher de ce fait l'intolérance fréquente de l'iode par les goîtreux, ce que Rillet avait appelé « l'iodisme constitutionnel ». Cette hypothèse aurait l'avantage d'expliquer les phénomènes cardiaques d'allure névrosique si fréquents chez les goîtreux, de même que les formes frustes de Basedow ou les goîtres basedowifiés, faits qu'on ne peut guère expliquer par une action mécanique sur le nerf.

Ces considérations pathogéniques montrent bien quelles incertitudes dominent encore la compréhension des diverses manifestations cardiaques. Il nous semble, pour nous résumer, qu'on peut admettre comme probables, à l'heure actuelle, les conclusions suivantes :

1° Les troubles respiratoires peuvent provoquer des modifications cardiaques caractérisées surtout par la dilatation du cœur droit aboutissant à l'asystolie ;

2° Les compressions ou lésions des nerfs peuvent donner lieu exceptionnellement à du ralentissement des pulsations, et plus souvent à de la tachycardie associée ou non à des phénomènes vasomoteurs et oculo-pupillaires quand il s'agit du sympathique.

Peut-être même ces troubles cardiaques provoqués par des lésions nerveuses peuvent-ils aboutir à l'asystolie dans les compressions du pneumogastrique (1).

3° Les phénomènes de dysthyroïdation peuvent sans doute donner lieu à des symptômes analogues, mais dont il est difficile de faire le départ à l'heure actuelle.

Quoiqu'il en soit, ces modifications secondaires des appareils cardio-vasculaires conditionnent fréquemment des complexus cliniques derrière lesquels le rôle du goître peut passer inaperçu. C'est ce qu'a exprimé Kocher au Congrès des chirurgiens allemands (Berlin, 1901), quand il a parlé de la forme médicale. Ce sont des malades qui se présentent d'abord aux médecins. S'ils ont des accès d'asthme, de la bronchite, de l'emphysème, on les considère comme des pulmonaires. Ont-ils, au contraire, des phénomènes de stase avec quelques troubles du côté du cœur, on diagnostique une affection cardiaque. Malheureusement, il ne rapporte aucune observation et nous en avons peu trouvé dans la littérature. Toutefois nous allons tâcher, avec notre matériel un peu insuffisant, d'esquisser les divers aspects cliniques que peut revêtir cette forme « médicale » du goître intra-thoracique.

I. — En première ligne, nous citerons la variété cardio-pulmonaire dans laquelle les troubles cardio-vasculaires sont en corrélation évidente avec la dyspnée. Il s'agit ici du cœur goîtreux de Rose qui

(1) Renaud, thèse de Paris, 1893.

cliniquement montre très généralement l'association des symptômes cardiaques et respiratoires.

De tels malades ont facilement de la dyspnée d'effort ; fréquemment des symptômes de bronchite chronique avec emphysème ; un cœur droit dilaté ; une tension plutôt faible ; un système veineux engorgé ; de l'œdème facile des membres ; finalement de la cyanose et quelquefois de l'anasarque. Ils finissent par le tableau de l'asystolie d'origine pulmonaire.

Nous rapportons ici trois observations de ces types cardio-pulmonaires ; malgré quelques lacunes, le résultat opératoire semble bien indiquer que les accidents étaient sous la dépendance du goître.

OBSERVATION XXVI

(Due à l'obligeance de M. le Dr Delore.)

Ancien goître poli-kystique. — Bronchites à répétition et emphysème. — Myocardite. — Hémithyroïdectomie. — Amélioration rapide.

F..., cinquante-six ans, habitant la Savoie. Mariée, a eu quatre enfants. Entre le 6 août 1904 dans la clinique du professeur Poncet.

Depuis plus de vingt ans, elle est essoufflée lorsqu'elle fait une marche on monte une côte. On la soigne, depuis cette époque, d'une bronchite emphysémateuse. Dans ces trois dernières années, les désordres pulmonaires se sont compliqués d'une arythmie et d'une tachycardie qui durent être traitées plusieurs fois, lors des paroxysmes, par des doses de digitale. Pendant toute cette période, aucun médecin n'avait attaché d'importance à un petit goître peu volumineux, mais rétro sternal.

Or, il y a un an, l'état s'étant aggravé, cette femme consulta un nouveau médecin qui crut devoir rattacher tous les accidents à cette ancienne lésion thyroïdienne. L'opération ne fut acceptée par la malade que devant l'aggravation de plus en plus rapide des accidents pulmonaires et cardiaques.

A son entrée, on notait dans le corps thyroïde et surtout dans le lobe droit, une série de noyaux durs, descendant au moment de l'inspiration en arrière du sternum. Il s'agit d'une dégénérescence poli-kystique de la glande, dont le volume total n'excède pas celui d'une orange moyenne. Il existe, en outre, un noyau situé en arrière du sterno-mastoïdien, que l'opération démontra être un goître aberrant.

La dyspnée est violente, au moindre effort. A l'auscultation du poumon, signes d'emphysème avec bronchite.

Pouls très irrégulier, rapide, à 120 par minutes, intermittent. Au cœur, souffle systolique intense.

Avant de procéder à l'opération, on administre pendant quatre jours 20 centigrammes de poudre de feuilles de digitale. Il s'ensuivit une sérieuse amélioration : le pouls, toujours intermittent, était à 100 ; la dyspnée était moins violente.

Dix jours après, c'est-à-dire le 16 août, M. Delore pratiqua, sans anesthésie, une hémi-thyroïdectomie droite, suivie de l'ablation du goître ganglionnaire.

Dès le lendemain, le pouls devenait régulier, les souffles cardiaques disparaissaient ainsi que la bronchite.

Le 20 septembre, lorsque l'opérée quitta le service, les battements du cœur étaient réguliers, au nombre de 80 par minute. Pour tous les assistants, cet état devait être attribué à l'intervention, qui remontait alors à plus d'un mois. Dans les quarante derniers jours, aucun remède n'avait été ordonné.

OBSERVATION XXVII

(Due à l'obligeance de M. le Dr Delore.)

Goître poly-kystique ancien. — Troubles pulmonaires et cardiaques consécutifs. — Énucléations intra-glandulaires multiples. — Guérison.

F..., cinquante et un ans, entrée dans le service de M. le professeur Poncet le 20 juillet 1904. Très grosse, elle est atteinte d'une hypertrophie thyroïdienne depuis fort longtemps.

Elle est sujette à des bronchites à répétition ; on l'a traitée aussi pour de l'emphysème pulmonaire et de la myocardite jusqu'à cette dernière année.

Il y a un an seulement qu'un médecin a pensé que tous ces accidents relevaient d'un goître qui, nous l'avons dit, était cependant fort ancien, mais restait difficilement appréciable à cause de l'obésité. On le reconnaissait d'autant moins que la gêne de la circulation veineuse dont il était la cause avait produit une forte dilatation veineuse du cou, au milieu de laquelle était noyé pour ainsi dire le corps thyroïde, Quelques accès de suffocation.

A l'entrée, on note de l'œdème des membres inférieurs remontant à mi-jambe, un souffle tricuspidien léger, de la bronchite avec emphysème. Pouls arythmique à 100. Cyanose de la face. Gonflement des veines du cou, surtout à droite.

Sous le corps thyroïde, existe une hypertrophie qui paraît limitée aux lobes gauche et médian.

L'opération, pratiquée par M. Delore, le 22 juillet 1904, consiste dans l'énucléation de trois noyaux thyroïdiens rétro-sternaux, l'un du lobe médian, le second du lobe gauche, le troisième du lobe droit. Le noyau droit, qui passait inaperçu à l'examen clinique, était cependant le plus volumineux et descendait jusqu'à la plèvre ; il refoulait à gauche la portion thoracique de la trachée et comprimait les veines de la base du cou. Le poids de la masse enlevée atteignait 420 grammes. Guérison rapide.

Disparition des troubles pulmonaires et cardiaques.

Malade revue, en excellente santé, au mois de mars 1903. Elle dit n'avoir plus souffert de bronchites.

OBSERVATION XXVIII

Goris G..., Académie royale de Belgique, 1897.

L'opérée, âgée de cinquante ans, s'aperçut pour la première fois à l'âge de vingt-sept ans, de la présence au-devant du cou d'une tumeur peu gênante au début, et qui s'accrut régulièrement d'année en année.

Je la vis pour la première fois au mois de janvier 1896. Il s'agissait d'un goître assez volumineux, enveloppant la partie antéro-inférieure du cou et s'enfonçant derrière le sternum, chose dont je pouvais me convaincre par la palpation, qui ne révélait pas de limite au bord inférieur de la tumeur.

Les veines jugulaires externes, développées au point d'atteindre le volume du pouce, faisaient soupçonner qu'il existait de la compression du côté des troncs brachio-céphaliques; le ventricule droit du cœur dépassait le bord droit du sternum; le pouls, toujours au-delà de 100, indiquait que le cœur avait un grand surcroît de travail à fournir: du reste, la patiente était rapidement essoufflée, surtout en montant. Mon avis fut d'opérer sans tarder, afin d'éviter la fatigue et ultérieurement la dégénerescence cardiaque. La malade ne put se résoudre à l'opération et vint me revoir un an après, au commencement de février 1897. L'état s'était considérablement aggravé, la patiente était prise de dyspnée au moindre mouvement, le cœur battait de 120 à 130 fois à la minute; il existait là un état d'asphyxie menaçante qui menaçait à bref délai les jours de la malade.

Cette fois je n'eus pas de peine à faire admettre l'opération, qui eut lieu le 14 février 1897.

Une longue incision menée depuis l'os hyoïde jusqu'au milieu du manubrium mit largement la tumeur à nu, la capsule, dégénérée en partie, se trouvait remplacée par un lacis de grosses veines saignant au simple attouchement et qui donnèrent lieu à de fortes hémorragies.

J'opérai le plus vite possible; l'énucléation de la tumeur marcha rapidement en ce qui concerne la partie sus-sternale; mais quand j'introduisis les index dans la poitrine pour accrocher le pôle inférieur de la tumeur et la faire basculer, je m'aperçus qu'il m'était impossible d'arriver au-dessous de la tumeur.

J'introduisis alors prudemment la main gauche dans la poitrine, la glissant le long du bord postéro-externe de la tumeur afin d'éviter les tiraillements sur le tronc veineux brachio-céphalique et détachant, par de petits mouvements de reptation, les adhérences de la tumeur d'avec le péricarde et les autres organes du médiastin, je parvins à l'attirer complètement au dehors. Il s'agissait d'un corps thyroïde ayant subi la dégénérescence kystique, la pièce est constituée par un parenchyme où vous pouvez voir les poches kystiques vides actuellement. Vous vous figurez le volume occupé par la tumeur dans le médiastin quand je vous dirai que je bourrai, sans aucun tassement, pour éviter la compression des organes importants du médiastin, la cavité au moyen d'une bande de gaze large comme la main et mesurant 5 mètres de long.

Suites opératoires nulles.

Le pouls est descendu à 84, la dyspnée a complètement disparu, la malade a pu reprendre toutes ses occupations.

II. — D'autres fois les troubles produits par les goîtres intra-thoraciques sont des troubles de compression et s'associent à des compressions veineuses, trachéale ou bronchique qui donnent aux malades l'aspect de *tumeur médiastinale*. Nous avons déjà insisté sur cette forme.

III. — Enfin, dans d'autres cas, les symptômes sympathiques dus, soit à des lésions veineuses, soit à des troubles de l'innervation dépendant de la dysthyroïdation, sont assez importants pour donner aux porteurs une allure de *basedowiens*.

Lorsque les symptômes ont apparu en même temps que le goître, on peut les faire rentrer dans la catégorie des formes frustes de la maladie de Basedow, mais le plus souvent, particulièrement dans les formes intra-thoraciques que nous envisageons seules ici, les symptômes basedowiens sont secondaires, en font de véritables goîtres basedowifiés ; et, à notre avis, ces formes se rattachent manifestement aux goîtres simples. Il s'agit ici d'un accident au cours du goître, d'une complication d'évolution qui la fait aboutir par certains symptômes au complexus clinique de Basedow.

Nous rapportons ici deux observations de ces goîtres plongeants pseudobasedowiens. L'heureux résultat de l'intervention sur les phénomènes cardio-vasculaires dans la première donne l'impression qu'il s'agissait ici plutôt de compression nerveuse que de phénomènes cliniques. Car, si vraiment la trop faible teneur des goîtres en iodothyrine (comme le pense Minnich, pour des cas analogues) était seule coupable, l'ablation des goîtres ne pourrait faire qu'aggraver les symptômes.

Dans la seconde, il existait certainement aussi des compressions nerveuses, probablement du plexus et des nerfs cardiaques, et certainement du pneumogastrique gauche.

OBSERVATION XXIX

(Cotzos P. Economos, *Province médicale*, 1894.)

Goître compliqué du syndrome de Basedow
Thyroïdectomie. — Guérison complète.

Mme Zoé B.., de Neveska (Macédoine), vingt-cinq ans. Début de l'affection il y a sept ans, par le lobe droit. La marche en a été d'abord assez lente.

Un an plus tard, le lobe gauche s'est pris à son tour et,

dès lors, la marche est devenue plus rapide. Les phénomènes dyspnéiques n'ont pas tardé à faire leur apparition.

En octobre 1893, nous voyons la malade pour la première fois et nous lui prescrivons un traitement ioduré.

Cependant les troubles respiratoires n'ont fait que s'aggraver et, depuis quelques mois, à la dyspnée continue sont venus s'ajouter des accès de suffocation de plus en plus sévères.

Nous avons revu la malade il y a un mois. A ce moment nous avons constaté un goître assez volumineux, prédominant sur le lobe gauche. Toutefois il nous paraissait y avoir entre son volume, qui n'avait rien d'exagéré, et l'intensité des phénomènes dyspnéiques, une disproportion d'autant plus frappante que la tumeur semblait d'une mobilité parfaite.

La patiente, en effet, restait constamment la bouche ouverte, incapable du moindre effort, en proie à de réelles souffrances dès qu'elle voulait tenter quelques pas ou prendre le décubitus horizontal. Cette considération et un examen plus attentif nous firent diagnostiquer un goître plongeant. En outre, la malade présentait une légère exophtalmie bilatérale avec un éclat tout particulier des sclérotiques, une tachycardie notable (pouls : 110) et un tremblement des mains à oscillations rapides.

En présence d'un état aussi grave et qui ne faisait d'ailleurs qu'empirer de jour en jour, la thyroïdectomie fut décidée.

Opération le 8 octobre. — Anesthésie assez pénible. Une incision médiane allant de l'os hyoïde à la fourchette sternale nous conduit sur le goître. Nous aidant successivement des index, d'une sonde cannelée et d'une pince, nous séparons le corps thyroïde de sa capsule.

Le lobe gauche est alors luxé au dehors ; les artères thyroïdiennes supérieure et inférieure sont liées ; puis, après libération du reste du lobe gauche, le tout est fortement attiré vers le haut. Aussitôt nous voyons apparaître le lobe médian qui plongeait dans la cavité thoracique. Comme par enchantement la respiration devient calme et la face, jusqu'alors cyanosée, reprend sa teinte normale.

Nous avons laissé en place une partie du lobe droit et nous avons terminé l'opération par une suture profonde au catgut et une suture cutanée au crin de Florence. Pas de drainage.

Dès le premier jour, la malade se déclare complètement soulagée et demande à marcher. Le pouls bat 90. L'exophtalmie a complètement disparue.

Le sixième jour les fils sont enlevés et, deux jours plus tard, la malade quitte l'hôpital sans pansement, complètement guérie.

OBSERVATION XXX (résumée).

(Lamy, *Comptes rendus de la Société anatomique*, 1891).

Goître volumineux datant de vingt-cinq ans et se compliquant au bout de ce temps d'un tremblement permanent à oscillations très rapides, semblable au tremblement de la maladie de Basedow.

Le nommé F..., soixante-trois ans, entré le 26 février 1891.

Pas d'antécédents pathologiques.

Il y a vingt-cinq ans il a remarqué que son cou grossissait. Depuis la tumeur a continué à grossir sans douleurs.

Depuis deux ans altération de la toux et dyspnée. Le décubitus dorsal provoque aussitôt la dyspnée et la toux. Depuis la même époque sont survenues de grandes crises d'oppression nocturnes avec quintes de toux et palpitations.

Il y a huit mois œdème des jambes qui persiste.

Depuis deux mois œdème du bras gauche avec douleurs.

A l'entrée. — Facies anxieux, respiration rapide, pouls petit et incomptable.

Yeux brillants non saillants.

Papille gauche rétrécie, réagit bien.

Au cou, dans la région antéro-latérale droite, tumeur ovoïde, à grand axe transversal représentant à peu près le volume du poing et s'étendant depuis la ligne verticale du pavillon de l'oreille en arrière jusqu'à la ligne médiane antérieure qu'elle dépasse un peu sur la gauche. Elle suit mal le larynx dans la déglutition. Œdème du bras gauche très dur et non douloureux. Dilatation veineuse du côté gauche du thorax. Tremblement très net des membres supérieurs depuis six mois.

Amélioration légère par la digitale, de peu de durée d'ailleurs.

Mort le 12 mars 1901.

Autopsie. — La tumeur thyroïdienne se compose de deux parties principales, une antéro-latérale droite, allongée transversalement, celle qui apparaissait à la partie antérieure du cou et une partie latérale gauche bien distincte de la précédente, ovoïde aussi, mais à grand axe vertical. Cette dernière, plus saillante en arrière, plonge par sa partie inférieure derrière la clavicule gauche dans une hauteur de trois à quatre centimètres. L'enveloppe fibreuse du goître se prolonge sans interruption sur le péricarde avec lequel elle ne semble faire qu'un. L'adhérence est tellement solide qu'en attirant en haut la tumeur thyroïdienne, on entraîne le cœur entouré de son péricarde sans produire la moindre déchirure.

Trachée légèrement refoulée, non comprimée. Le récurrent gauche était manifestement comprimé, il est entouré d'un tissu fibreux très abondant, dont à grand peine on parvient à le séparer. Un peu au-dessus du point où il s'engage sous le constricteur inférieur du pharynx, le tronc nerveux est tuméfié et parcouru par des vaisseaux gorgés de sang et relativement volumineux. Il est rosé dans toute sa longueur.

Le pneumogastrique gauche est comprimé.

On découvre un troisième petit lobe kystique très fluctuant, ayant à peu près le volume et la forme du pouce de la main, qui descend verticalement appliqué à la face antérieure du péricarde et des gros vaisseaux de la base du cœur. Cette petite poche kystique, nettement isolée du reste de la tumeur à laquelle elle se rattache par un mince pédicule, passe au devant du tronc veineux brachio-céphalique gauche qu'elle comprime ; ce fait explique l'œdème du bras gauche et la circulation collatérale très développée à la racine du membre que l'on avait observée du vivant du malade.

Ganglions bracheo-bronchiques volumineux, poumon gauche hépatisé dans son tiers inférieur. Rien aux autres organes à signaler.

D'ailleurs on peut observer une grande quantité de types intermédiaires entre les goîtres simples et les goîtres avec troubles cardiaques discrets et ceux qui se rapprochent du type de Basedow.

L'observation bien connue de Birch-Hirschfeld représente un goître plongeant qui avait déterminé des troubles cardiaques d'allure névrosique par des altérations nerveuses.

Birch-Hirschfeld (*Path-anat,* 1877) observa une femme qui avait souffert pendant de longues années d'une névrose cardiaque manifestée par de l'accélération et des irrégularités du cœur et des douleurs angoissantes ; il trouva une augmentation notable de volume d'un lobe thyroïdien intra-thoracique qui avait comprimé plusieurs nerfs cardiaques.

Nous rapporterons en terminant deux observations intéressantes dans lesquelles les malades présentaient des symptômes complexes ; elles montrent bien que l'on ne saurait attribuer tout au corps thyroïde qu'avec de grandes réserves ; ainsi, dans la première de ces observations les symptômes cardiaques observés pendant la vie auraient pu être rapportés au goître. Il n'y avait pas d'albumine lorsque l'examen d'urine a été pratiqué. Cependant l'état du cœur noté à l'autopsie paraît, selon toute évidence, avoir été provoqué par une sclérose rénale latente.

OBSERVATION XXXI

(Due à l'obligeance de M. le Dr Mollard.)

Diagnostic clinique. — *Broncho-pneumonie. — Cornage. Compression probable des voies respiratoires.*

Autopsie. — *Néphrite chronique latente. — Goître plongeant comprimant la trachée. — Broncho-pneumonie.*

Ch... Marguerite, soixante-seize ans, entre salle Sainte-Blandine, le 28 février 1901.

Rien à noter dans ses antécédents héréditaires. Personnellement mariée, sans enfants ; n'a jamais été malade.

Depuis une huitaine d'années, la malade s'enrhume facilement l'hiver. Ces bronchites s'accompagnaient d'une oppression légère. Depuis un an la malade tousse d'une façon continue ; elle a une dyspnée constante, qui s'exagère à certains moments, empêchant la malade de parler.

Jamais d'œdème des jambes.

Depuis trois à quatre mois un peu de pollakiurie sans polyurie.

A l'entrée. — Dyspnée considérable, 52 R. Cyanose des lèvres et de la face.

Aux poumons. — Toux. Expectoration purulente. Signes de bronchite généralisée.

Râles fins et muqueux avec obscurité respiratoire à la base gauche.

A la base droite, matité avec abolition des vibrations. Obscurité très marquée. Râles fins. Dans l'aisselle on perçoit un petit souffle lointain aux deux temps de la respiration. Pas de signes d'épanchement.

Cœur. — Bruits très difficiles à entendre paraissant normaux. Pas de galop.

Pouls. — Petit, rapide, irrégulier.

Foie. — Difficile à sentir.

Un peu d'œdème prétibial.

Pas de température.

Urines. — Pas d'albumine.

5 mars 1901. — Cornage. Dyspnée intense.

9 mars 1901. — Toujours de la dyspnée. Température à 37°6. Muguet.

Matité et obscurité à la base droite.

13 mars 1901. — Matité sternale exagérée. Cornage intense mais intermittent.

14 mars 1901. Autopsie. — La trachée est comprimée par un goître volumineux plongeant, descendant jusqu'au 14e anneau. A la coupe, la tumeur est charnue, infiltrée de matière calcaire en certains points. Pas de lésions du larynx ni de la trachée. Nombreux ganglions anthracosiques dans le médiastin.

Poumons. — Bronchite généralisée et broncho-pneumonie avec splénisation des deux lobes inférieurs droits.

Cœur. — 510 grammes. Cœur de Traube. Pas de sclérose appréciable à l'œil nu. Myocarde un peu friable. Pas de lésions valvulaires. Artères coronaires saines. Athérome léger à l'origine de l'aorte et très accusé à l'origine des gros vaisseaux avec ulcérations et plaques calcaires.

Reins. — 115 à 120 grammes. Très atrophiés d'une façon uniforme. Légère adhérence, pas de kyste. Beaucoup de graisse autour du bassinet.

Foie. — Rien à noter.

OBSERVATION XXXII

(Due à l'obligeance de M. le Dr Mollard).

Diagnostic clinique. — *Goître plongeant.* — *Néphrite interstitielle.* — *Broncho-pneumonie terminale.*

Autopsie. — *Ostéomalacie.* — *Goître plongeant.* — *Néphrite interstitielle.* — *Broncho-pneumonie.*

P..., Marie, femme D..., soixante-trois ans, entre salle Sainte-Clotide le 8 mars 1904 parce qu'elle est oppressée et qu'elle a les jambes enflées.

Antécédents héréditaires sans intérêt.

Personnellement : mariée, son mari est mort albuminurique. Une fille bien portante, pas de fausses couches.

Elle s'est toujours bien portée, n'ayant fait qu'un séjour à l'hôpital à vingt ans pour des troubles gastriques.

Elle fait remonter le début de l'affection actuelle à six ans environ. C'est à partir de ce moment qu'elle devint « asthme », dit-elle. Elle avait de la dyspnée d'effort sans accès de suffocation.

La malade avait des rhumes fréquents mais de courte durée. Jamais d'hémoptysies. Elle n'a jamais gardé le lit.

Depuis cette époque, palpitations fréquentes.

Il y a deux ans, et pendant un an environ, elle eut des crampes douloureuses au niveau des jambes.

Enfin la malade est obligée de se lever une ou deux fois la nuit pour uriner, urines claires, très peu colorées.

Il y a six mois, aggravation de l'état général, dyspnée plus marquée avec amaigrissement.

Il y a un mois, apparition de l'œdème des jambes qui a persisté depuis.

Actuellement on est en présence d'une femme voûtée. Il s'agit d'un tassemement analogue à celui que présentent les ostéomalaciques. Pas de douleurs osseuses.

Un peu de dyspnée même au repos.

Un peu de toux sèche.

Œdème assez marqué des membres inférieurs, plus accusé à droite, où il remonte nettement jusqu'au genou, œdème mou gardant l'empreinte du doigt.

A l'examen du thorax, on voit un gros paquet de veines dilatées croisant la clavicule et venant aboutir à la région médiane du cou. On voit d'autres varicosités à la partie supérieure de l'hémithorax droit. La malade a remarqué ces varicosités depuis trente ans et elle dit avoir toujours eu un gros cou. On constate en effet un goître développé aux dépens du lobe droit de la thyroïde et qu'on délimite mal par en bas.

Pas d'autres signes de compression médiastinale. Les jugulaires sont turgescentes des deux côtés.

Cœur. — Pointe dans les cinquième, sixième espace sur la ligne mamelonaire.

A l'auscultation, tachycardie (120), arythmie assez marquée. Les bruits sont très énergiques dans la région méso-cardiaque.

Pouls arythmique. — Athérome artériel. Aux poumons, le sommet droit est submat en avant et en arrière. A l'auscultation, respiration un peu obscure, quelques sibilances, notamment aux sommets, foyer de râles fins humides à la base droite.

Foie. — Un peu douloureux, débordant les fausses côtes.

Urines. — Claires, jaunes ; disque net d'albumine.

Température rectale. — 37°7.

Radioscopie. — En arrière les deux sommets sont opaques et l'opacité est limitée par une ligne nette. Le sommet gauche est le plus opaque.

En avant, seul le sommet gauche est opaque. Il s'agit sûrement d'un goître plongeant.

16 mars 1904. — Ce matin, la malade est affaissée, elle a 39°2. A l'auscultation, seulement des râles de bronchite çà et là sans foyer net de broncho-pneumonie, mais on fait néanmoins ce diagnostic.

17 mars. — Mort sans phénomènes nouveaux.

Autopsie. — *Reins.* — Atrophie considérable de la substance corticale. Quelques kystes assez rares. Capsule adhérente. Une zone d'hypertrophie compensatrice dans l'un des reins. Aspect bigarré à la coupe.

Foie. — Périhépatite. Coloration jaune brun. Pas d'autres lésions appréciables.

Cœur. — Un peu hypertrophié. Myocarde ferme, de coloration rouge brun.

Poumons. — Broncho-pneumonie du lobe inférieur gauche. Rien au poumon droit.

Les sommets sont absolument sains.

Les corps vertébraux se laissent pénétrer facilement avec le couteau en donnant issue à de la mousse rouge.

Corps thyroïde. — Hypertrophie portant sur la totalité de la glande, mais surtout sur un lobe médian qui représente une tumeur de la grosseur d'une mandarine située au-devant de la trachée, médiane, à peu près symétrique et descendant presque jusqu'à la bifurcation. Elle affleure à la crosse de l'aorte.

On trouve en avant et sur les côtés de la tumeur de gros troncs veineux sûrement comprimés, mais les troncs artériels sont tout à fait en arrière.

La trachée est déviée latéralement, mais très peu. Elle présente surtout une courbure à concavité antérieure très marquée qui est occupée par la tumeur. Elle n'est pas altérée dans sa constitution.

La tumeur est peu adhérente aux organes voisins, on la clive assez facilement.

CHAPITRE VI

PRONOSTICS

Nous venons de voir combien l'évolution du goître intra-thoracique est variable. Depuis ceux qui conduisent rapidement à la mort par suffocation jusqu'aux cas qui passent inaperçus et qui sont une trouvaille d'autopsie, il paraît y avoir tous les intermédiaires. Aussi est-il difficile de formuler un pronostic général.

Cependant nous avons montré que, même dans les cas où l'évolution était très longue, insidieuse, n'attirant jamais l'attention du côté du corps thyroïde, les complications pulmonaires et cardiaques étaient fréquentes. Aussi pouvons-nous dire que, abandonné à lui-même, le goître intra-thoracique représente une affection grave à plus ou moins longue échéance et qui par suite mérite d'être traitée dès qu'elle est reconnue.

En faveur de ce pronostic sombre, nous pouvons encore faire valoir la dégénérescence possible de la tumeur.

OBSERVATION XXXIII

(Due à l'obligeance de M. le Dr Mollard.)

Diagnostic clinique. — *Tumeur du médiastin antérieur. — Matité de la base droite. — Broncho-pneumonie probable.*

Autopsie. — *Goître rétro-sternal cancéreux comprimant la trachée et le tronc brachio-céphalique droit. — Envahissement de la trachée. — Symphyse pleurale droite. — Broncho-pneumonie.*

P..., Dominique, quarante-six ans, manœuvre, entre salle Saint-Eucher le 26 juin 1905 pour de la toux et de l'oppression.

Antécédents héréditaires sans intérêt.

Personnellement, bonne santé habituelle; a fait cinq années de service militaire.

Il y a dix ans, opéré d'une hernie inguinale droite.

Jamais de rhumatismes, jamais de maladie vénérienne.

Depuis très longtemps (presque depuis son enfance), le malade tousse et est facilement essoufflé. Il n'a jamais eu d'hémoptysie.

Jamais d'œdème des jambes ni de signes de brightisme.

Depuis trois mois, et surtout depuis quinze jours, la toux et l'oppression ont augmenté. Depuis la même époque, amaigrissement considérable. Il y a huit jours, point de côté droit pendant quelques jours.

Enfin, depuis quinze jours environ, la voix est un peu rauque.

A l'entrée. — Malade très dyspnéique avec cornage très accentué. Un peu de cyanose. Les jugulaires sont turgescentes. On remarque quelques varicosités thoraciques.

La toux est fréquente et présente nettement les caractères de la toux de compression. Derrière la fourchette sternale, on perçoit une tumeur assez dure, non pulsatile et ne paraissant pas suivre la trachée dans les mouvements de déglutition.

Pas d'adénopathies.

La percussion au niveau du sternum révèle une matité assez notable.

Le pouls, qui est à 150, paraît un peu plus faible à droite qu'à gauche.

Aux poumons. — Matité de la base droite avec respiration très obscure. Respiration soufflante aux deux sommets, surtout à gauche.

Au cœur. — Pointe non perçue, bruits lointains. Pas de bruits anormaux. Rien du côté de l'appareil digestif.

Foie un peu gros et douloureux.

Légère inégalité pupillaire aux dépens de la pupille droite.

Urines. — Disque net d'albumine.

29 août. — L'état est très grave. On note une matité très accusée dans le tiers inférieur du poumon droit avec un léger souffle.

Le pouls = 144.

30 août. — Le malade meurt avec des phénomènes d'asphyxie progressive.

Autopsie. — *Poumon droit.* — Symphyse pleurale, totale néo-membranes assez récentes, d'aspect fibrineux, très épaisses dans la moitié inférieure. Bronchite profonde généralisée.

Poumon gauche. — Emphysème du lobe supérieur. Broncho-pneumonie pseudo-lobaire de la moitié du lobe inférieur.

Quelques tubercules crétacés au sommet.

Foie un peu congestionné.

Rate. — Normale.

Reins. — Légèrement granuleux, kystiques. substance corticale un peu atrophiée.

Cœur et *péricarde.* — Sains.

Il existe au niveau de la trachée, à partir de son extrémité supérieure et s'étendant presque jusqu'à la bifurcation, une tumeur kystique du volume d'une orange, développée aux dépens du corps thyroïde et qui aplatit complètement la trachée à sa partie moyenne. Les parois du kyste sont très épaisses, n'ayant plus du tout l'aspect de tissu thyroïdien, mais au contraire lardacées. Toutefois, les ganglions voisins ne semblent pas envahis.

Sur la partie cartilagineuse de la trachée, à sa partie moyenne, on trouve une quinzaine de petits noyaux taches de bougie et plus ou moins confluents.

Le larynx lui-même est indemne La plèvre médiastine droite supérieure est tapissée de petites granulations cancéreuses. La tumeur, qui entoure en fer à cheval la trachée, comprime le tronc artériel brachio-céphalique qu'elle entoure de toutes parts sans l'obturer.

Du côté gauche les vaisseaux sont en dehors de la tumeur.

Les deux lobes latéraux de la thyroïde sont sains.

Quelquefois aussi dans les formes kystiques on pourra avoir des hémorragies avec augmentation brusque du volume de la tumeur comme le prouve l'observation suivante :

OBSERVATION XXXIV

(A. Clerc, *Bulletin de la Société anatomique de Paris*, 1899.)

Goître volumineux.

Malade âgée de cinquante-quatre ans, entrée le 5 novembre 1898 dans le service de M. Florand, hôpital Baujon, salle Béhier, lit 29.

Cette malade, dont les antécédents ne donnaient aucun renseignement au point de vue pathologique, s'était aperçue, il y a dix ans (vers le moment de la ménopause), de la présence d'une tumeur située au niveau de la région thyroïdienne. Cette tumeur, dont la progression fut très lente, nécessita, il y a deux ans, un traitement qui consista en injections de teinture d'iode, injections qui n'amenèrent aucune amélioration.

Au mois de septembre dernier, à la suite, paraît-il, d'une attaque de grippe, la tumeur augmenta plus rapidement et amena, vers la fin du mois d'octobre, des troubles de compression qui déterminèrent l'entrée à la malade de l'hôpital.

Examen le 6 novembre. — Ce qui frappe d'abord, c'est l'existence d'une énorme tumeur qui fait saillie à la face antérieure du cou et remonte en haut et en arrière en forme de cravate. Cette tumeur en fer à cheval occupe la région thyroïdienne et donne l'apparence d'un corps thyroïde démesurément gros. En bas, elle plonge derrière la fourchette sternale et présente latéralement une sorte de prolongement qui fait saillie dans le creux sus-claviculaire gauche.

La peau est amincie et sillonnée de grosses veines dilatées La consistance de la tumeur est très variable ; cartilagineuse, en certains endroits, rénitente, fluctuante, élastique en d'autres.

Les troubles de compression sont multiples. La face est cyanosée, les extrémités froides. L'abdomen, le thorax, les seins. les deux membres supérieurs sont distendus par un œdème plus marqué à gauche ; de plus on note le développement d'une circulation veineuse complémentaire.

Les bruits du cœur sont très affaiblis ; le pouls imperceptible, surtout à gauche ; il y a disparition presque complète du murmure vésiculaire aux deux bases pulmonaires avec matité à la percussion.

La malade est très dyspnéique et souffre continuellement d'accès de suffocation. mais ne présente pas d'aphonie.

Elle ne peut déglutir les aliments solides.

Elle dit avoir beaucoup maigri : l'amaigrissement considérable de la face et des membres inférieurs contraste avec l'œdème des autres parties du corps. On ne sent nulle part de ganglions augmentés de volume. Les urines ne contiennent ni sucre, ni albumine.

Mort le 12 novembre au milieu de phénomènes d'asphyxie sans qu'une intervention ait pu être tentée.

Autopsie *le 13.* — Épanchement séreux considérable dans les deux cavités pleurales et dans la cavité péricardique. Les poumons et le cœur semblent avoir été comprimés. Rien aux orifices cardiaques.

Toute la partie inférieure du cou est occupée par une énorme tumeur en fer à cheval qui a comprimé latéralement les paquets vasculo-nerveux et en arrière la trachée et l'œsophage. Les veines de la région sont énormes. Les muscles sont rejetés en dehors et amincis. Les phréniques ne semblent pas avoir été comprimés. Le long de la trachée, on remarque quelques ganglions augmentés de volume.

Sur le côte droit de la tumeur, se détache un prolongement de la grosseur d'une orange, occupant le creux sus-claviculaire droit.

La partie inférieure plonge dans le médiastin et comprime les gros vaisseaux. On remarque de plus de nombreux ganglions trachéo-bronchiques hypertrophiés.

En pratiquant une coupe de la tumeur, on s'aperçoit qu'elle est surtout constituée par un énorme kyste contenant un liquide séro-sanguinolent : la cavité est anfractueuse la paroi est irrégulière, tapissée de pseudo-membranes et de caillots noirâtres et présente comme des débris de cloisons. Elle est mince à la coupe et incrustée par endroits de matières calcaires, au point qu'il est impossible au couteau de l'entamer. Par sa partie postéro-inférieure, le kyste fait corps avec une portion de la tumeur, d'aspect glandulaire et de coloration gris rosé. La masse droite présente de nombreuses cavités pleines d'un sang noirâtre.

Examen microscopique. — Portion glandulaire. Elle est constituée par des vésicules thyroïdiennes d'aspect normal et contenant dans leur intérieur de la substance colloïde.

Par endroits les vésicules sont nombreuses, serrées, aplaties ; l'épithélium, de même, semble, en certains points, moins typique, mais nulle part on ne trouve l'aspect du cancer.

Les vaisseaux sont gorgés de sang ; on trouve de plus quelques traînées fibreuses contenant des vésicules isolées ou dégénérées.

Portion hématique. — Il s'agit d'hémorragie interstitielle. Les vaisseaux sont dilatés ; le sang s'est, par places, infiltré entre les éléments glandulaires qui sont comprimés Il y a de nombreuses lacunes pleines de sang.

Kystes. — En allant du centre à la périphérie, on trouve : à l'intérieur, du sang et des débris cellulaires ; une couche formée par une substance réfringente, fibrillaire, sans noyaux, présentant quelques espaces vides, envoyant des prolongements irréguliers.

A mesure qu'on se rapproche de la périphérie, on voit apparaître quelques noyaux et quelques débris de vésicules thyroïdiennes.

Extérieurement, le kyste est limité par une mince couche de tissu conjonctif qui le sépare d'une portion plus ou moins épaisse de substance glandulaire recouverte d'une enveloppe fibreuse.

La cavité semble s'être constituée par destruction progressive de la substance glandulaire.

Ganglions lymphatiques. — Les ganglions sont augmentés de volume, scléreux, mais on n'y remarque pas d'éléments anormaux.

Enfin, le goître intra-thoracique peut s'infecter comme les autres et on conçoit la gravité de pareils faits.

Si nous envisageons maintenant le pronostic du goître traité chirurgicalement, nous voyons qu'il est beaucoup moins sombre. Et, d'ailleurs, les interventions sont de plus en plus nombreuses. Sur 22 cas, Kocher n'a pas eu de mort. Il faut convenir que c'est là une série exceptionnelle et que quelques chirurgiens ont rapporté des cas malheureux. Mais parmi ces derniers, il s'agit presque toujours de goîtres vieux et adhérents chez des sujets âgés. L'opération se présente dans de bien meilleures conditions lorsqu'elle est faite de bonne heure.

CHAPITRE VII

TRAITEMENT MÉDICAL

On a beaucoup écrit à ce sujet, mais il ne semble pas que la question soit encore complètement élucidée. De temps en temps une publication vient chanter les louanges, soit de l'iode administré à l'intérieur, en pommade ou en injections interstitielles, soit des extraits de corps thyroïde, en apportant des cas d'amélioration ou de guérison. Il semble bien que certains goîtres soient influencés par un de ces traitements et quelques uns même sont susceptibles de disparaître. Toutefois, dans les nombreuses observations que nous avons parcourues, nous avons très rarement trouvé des cas de goître intra-thoracique guéris médicalement et nous avons été frappé de ce fait que tous les cas qui avaient été soumis à l'opération avaient subi pendant plus ou moins longtemps un ou plusieurs traitements.

En tout cas, nous rejetons formellement les injections interstitielles pour le goître intra-thoracique. Les inconvénients en sont multiples et peuvent se manifester, soit immédiatement par une augmentation de la tumeur qui peut donner des accidents de suffocation, soit plus tard lors d'une intervention devenue nécessaire par les adhérences qui se seront établies sous l'influence des injections.

Aussi pensons-nous que si, lorsque l'état du malade n'est pas inquiétant, on peut essayer pendant quelque temps le traitement médical, dans la presque totalité des cas il faudra avoir recours au traitement chirurgical.

TRAITEMENT CHIRURGICAL

On peut avoir à intervenir dans deux circonstances différentes suivant que les accidents sont menaçants, nécessitant alors une opération d'urgence ou que, l'indication étant posée, on peut choisir le moment favorable et procéder à une intervention réglée.

Goîtres suffocants. — Ici, on se trouvera en présence d'un malade en proie à un accès de suffocation avec cornage, tirage, cyanose, angoisse, la situation est dramatique. Or, il faut savoir que nombre de ces accès sont susceptibles de s'atténuer d'eux-mêmes, surtout s'ils sont dus à une cause occasionnelle manifeste qui a disparu. Aussi, tout en se tenant prêt à intervenir, pourra-t-on essayer d'abord des petits moyens. Dans quelques cas on pourra, en exerçant des tractions ou des pressions de bas en haut et d'avant en arrière au niveau de la base du cou, arriver à luxer le lobe plongeant. D'autres fois, sous la simple influence du repos, on verra les symptômes s'amender un peu. On aura ainsi gagné un temps précieux qui permettra de faire bénéficier le malade d'une opération radicale alors que, d'urgence, elle n'eût pu être que palliative.

Cependant, si la vie du malade paraît en danger, il faut se hâter de donner libre accès à l'air.

Le tubage ne saurait être efficace vu la situation basse de la sténose et c'est un procédé à rejeter malgré le cas de ce malade qui fut sauvé par l'introduction dans les voies respiratoires d'un long tube de caoutchouc.

La trachéotomie, très en honneur jadis et qui a été pratiquée souvent, a perdu ses droits presque en entier. Outre qu'elle est très difficile à cause de la situation anormale de la trachée, elle expose à des hémorragies presque inévitables. On lui a reproché sa gravité au point de vue des suites immédiates, les statistiques publiées donnant toutes une mortalité élevée, par complications pulmonaires le plus souvent. Enfin, elle rend difficiles les interventions ultérieures. Actuellement, la plupart des chirurgiens la considèrent comme un pis-aller.

La section des parties molles sera le traitement de choix. Celle-ci, en effet, ne nécessite pas une instrumentation bien compliquée et elle est à la portée de tout médecin. Or, elle suffira souvent à soulager le malade et parera aussi au danger de mort. Si la section simple ne suffisait pas, on pourra essayer de dégager la tumeur pour la soulever un peu et libérer ainsi la trachée. Enfin, si les adhérences et la disposition de la tumeur le permettent, on pourra la luxer complètement, pratiquant ainsi l'*exothyropexie* telle que l'a décrite et préconisée le professeur Jaboulay. Voici d'ailleurs, d'après l'auteur, quel est le manuel opératoire :

« L'incision sera médiane ; elle ira toujours jusqu'à la celluleuse préthyroïdienne. Les deux index seront glissés à droite et à gauche du lobe rétro-sternal et l'attireront à l'extérieur.

« Il ne faut pas aller jusqu'à la face postérieure du lobe où, là encore, on pourrait déchirer des veines. Il faut éviter aussi de passer entre le sternum et la face antérieure de ce lobe parce qu'on aplatirait encore davantage la trachée et qu'on ferait courir les risques de l'asphyxie. En un mot, on restera sur les bords pour y exercer les manœuvres d'attraction. »

C'est là une excellente opération d'urgence qui se recommande surtout par sa facilité et son peu de gravité. Il suffit de lire les nombreuses observations qui en ont été publiées par les chirurgiens.

Mais il est des cas où l'exothyropexie est impossible. Il faudra alors se contenter de laisser la tumeur à découvert. Cela, d'ailleurs, suffit souvent, comme le prouve l'observation suivante.

OBERVATION XXXV

(Jaboulay, in thèse Bérard.)

Goître rétro-sternal. — Luxation incomplète. — Infection. Élimination partielle par sphacèle. — Guérison.

Guillaume A..., trente-six ans, teinturier, salle Carnot. Le malade est né en Piémont, dans un pays à goîtres ; pas de goîtreux pourtant dans sa famille.

L'évolution apparente du goître a débuté il y a douze ans, alors que le malade venait d'avoir les fièvres paludéennes. La tumeur a grossi progressivement, sans poussées brusques, occasionnant une gêne croissante de la déglutition et surtout de la respiration.

Il y a un an déjà, le malade fut opéré par M. Maurice Pollosson pour une tumeur cervicale de la grosseur d'un œuf, siégeant au côté droit du cou, de nature probablement ganglionnaire et sans relation avec la thyroïde Depuis deux mois, il se plaint d'accès de toux fréquents revenant par quintes et accompagnés d'une dyspnée intense, sans pourtant que le goître ait semblé grossir pendant cette période.

Entré salle Carnot le 9 août 1895, il présente un tirage inquiétant et l'on constate un petit goître charnu, du volume d'une mandarine, plongeant derrière le sternum.

11 août. — M. Jaboulay se dispose à pratiquer une exothyropexie; mais, après incision de la peau sous anésthésie et libération de la tumeur, il ne peut que soulever cette dernière sans la luxer complètement à cause de ses adhérences profondes. Les suites opératoires sont simples. Tout tirage a immédiatement disparu et il semble, au bout de quinze jours, que la grosseur du goître ait beaucoup diminué, bien qu'on ne puisse se rendre compte de ce qui revient à la régression propre de la tumeur et à sa remise en place derrière le sternum.

La température, à 38°5 et 38° pendant les premiers jours, s'élève à 39° au commencement de la troisième semaine en même temps que la tumeur et la plaie exposées se recouvrent de bourgeons grisâtres. Par suite d'une infection d'origine externe et malgré le pansement, un abcès se forme dans la loge cervicale moyenne et fuse dans le médiastin antérieur. Symptômes assez inquiétants pendant une semaine, dus à l'irritation nerveuse des plexus péribronchiques et cardiaques, ainsi qu'à l'infection générale. Néanmoins, grâce à des pansements répétés avec lavages modérés et sans qu'il y ait besoin de trépaner le sternum, l'abcès régresse peu à peu, en même temps que des portions de la tumeur sphacélées. dont l'ensemble peut être évalué au volume d'une noix, sont éliminées.

Le malade, très amaigri, quitte le service au commencement d'octobre avec une plaie cervicale anfractueuse, mais en voie de cicatrisation. L'état général s'est relevé un peu ; séjour à l'hospice des convalescents de Sainte-Eugénie.

Revu le 20 mai 1896, l'opéré est guéri ; depuis un mois seulement la plaie ne suinte plus ; elle est aujourd'hui comblée et presque complètement cicatrisée sans chéloïdes ni bourgeons disgracieux. Le malade a engraissé beaucoup et ne se plaint d'aucune gêne fonctionnelle, bien qu'il ait repris depuis quelque temps son métier pénible de teinturier. A travers la peau du cou, on ne sent dans la profondeur aucun vestige de la tumeur.

Le 25 novembre 1896, le malade vient à nouveau se montrer. Il ne souffre plus d'aucun malaise, a engraissé de plusieurs kilogrammes et repris son métier ; cicatrice en cul de poule assez disgracieuse mais non chéloïdienne, adhérente aux plans profonds.

Enfin dans les rares cas où, malgré les manœuvres prudentes, la suffocation persiste, on est obligé de recourir à la trachéotomie. Il s'agit le plus souvent de ramollissement de la trachée, comme dans le cas suivant :

OBSERVATION XXXVI (Gangolphe)

(*Société nationale de médecine de Lyon*, 6 mars 1893, et *Société de chirurgie*, novembre 1895.)

Goître suffocant. — Trachéotomie. — Isolement et soulèvement de la partie plongeante rétro-sternale. — Canule à demeure pendant un an. — Guérison. — Atrophie du goître.

H..., seize ans et demi, gros cou depuis trois ans, dyspnée et accès de suffocation depuis trois semaines. Il entre dans le service de M. Chappet, accès brusque de suffocation, tentative de trachéotomie par l'interne de garde, à cause du volume des veines du cou et des difficultés opératoires, on attend l'arrivée de M. Gangolphe pour achever l'intervention. Malade dans l'apnée avec anesthésie complète des cornées; M. Gangolphe cherche d'abord à faire l'hémostase, mais, voyant qu'il perd un temps précieux, il décolle au doigt le goître et le luxe en haut et en avant; la trachée apparaît refoulée à gauche et en arrière, aplatie, ramollie et présentant l'aspect d'une sous-clavière sur le cadavre; les anneaux cartilagineux ont disparu. Traction de la paroi antérieure avec une pince à griffes; incision, mise en place d'une canule; respiration artificielle; le malade revient petit à petit.

M. Gangolphe n'enlève pas le goître, pour ne pas aggraver l'opération et constituer une attelle externe à la trachée; d'ailleurs, M. Gangolphe compte dès cette époque sur l'atrophie du goître, qui diminue progressivement; traitement tonique et iodique (teinture d'iode).

Au bout de cinq mois, la canule ordinaire est remplacée par une canule à soupape pour calibrer la trachée par le passage de l'air; puis suppression de la canule. Guérison complète; l'hypertrophie thyroïdienne a disparu, mais il existe un léger rétrécissement au niveau de la trachéotomie (examen par M. Garel); le malade peut faire un travail pénible sans suffocation.

Goîtres non suffocants. — Ici l'indication est moins urgente, mais nous pensons qu'elle est aussi absolue. Tout goître intra-thoracique doit être considéré comme dangereux et opéré. Telle est la règle qui évidemment comporte quelques restrictions. C'est ainsi que l'âge du malade peut contre-indiquer l'intervention. D'autre part, l'état général et surtout l'état du cœur et du poumon doivent être soigneusement interrogés à cause des accidents post-opératoires immédiats ou rapprochés auxquels ils exposent. C'est là une question qui sera résolue de façon un peu différente par les chirurgiens et suivant chaque cas particulier.

Le manuel opératoire varie aussi avec les auteurs.

Et d'abord doit-on endormir les malades? Question très discutée et non encore résolue. Il semble qu'il n'y ait pas d'inconvénient à endormir les sujets jeunes, vigoureux, dont les appareils respiratoire et circulatoire n'ont pas encore été profondément troublés. Mais chez les gens plus âgés ou chez ceux qui ont des phénomènes pulmonaires ou cardiaques, l'anesthésie locale est préférable. De l'avis de beaucoup de chirurgiens, elle est suffisante.

L'incision variera un peu suivant les cas. Toutefois il semble que l'incision en collerette de Kocher donne beaucoup de jour, et, au point de vue esthétique, elle est parfaite. Nous avons eu l'occasion de voir un résultat sur une jeune malade dont M. Adenot a bien voulu nous communiquer l'observation.

OBSERVATION XXXVII

(Due à l'obligeance de M. le Dr ADENOT.)

Volumineux goître suffocant chez une enfant de quatorze ans. — Thyroïdectomie bilatérale. — Guérison.

R..., Anna, quinze ans, vient consulter le 24 août 1901 pour des accidents de suffocation.

Pas d'antécédents héréditaires. Un père bien portant. L'enfant est réglée depuis le mois de novembre 1900.

Il y a trois ans qu'on s'est aperçu que son cou grossissait et depuis il a constamment augmenté de volume malgré des traitements médicaux.

Actuellement, l'enfant présente un goître portant sur les deux lobes latéraux mais avec prédominance du côté droit. Il descend derrière la fourchette sternale et s'étend latéralement sous les muscles sterno-cléido-mastoïdiens.

Par la palpation, c'est un goître mou, ne présentant aucun noyau d'induration. Il suit les mouvements de la trachée dans la déglutition.

Pas de troubles fonctionnels sérieux. La voix n'est pas modifiée, mais dès que l'enfant court ou monte rapidement un escalier, elle est prise de suffocations.

Pas de tachycardie.

Pas d'exophtalmie.

Le goître subit des alternatives d'augmentation et de diminution au moment des règles. Il diminue pendant les règles pour revenir à son volume habituel ensuite.

26 août 1901. — Opération. Incision en collerette de Kocher suivant le pli de la base du cou ; luxation de la partie plongeante ; thyroïdectomie bilatérale en ne conservant que la pyramide de Lalouette et une bande de l'isthme.

Suites opératoires très simples.

La portion enlevée pèse 310 grammes environ. Le lobe droit mesure 14 centimètres de longueur sur 7 centimètres de largeur ; le lobe gauche 10 centim. 1/2 de long sur 6 centimètres de large.

La malade, revue souvent, va très bien et actuellement, quatre ans après l'opération, elle ne présente aucun trouble. Il est à remarquer combien le résultat esthétique est bon et supérieur aux incisions longitudinales ou obliques.

(La malade a été présentée à la Société des sciences médicales de Lyon, le 2 novembre 1901).

L'ablation de la tumeur ne saurait être soumise à des règles de médecine opératoire précises, les variétés sont trop nombreuses. Nous ne saurions mieux faire que de citer quelques lignes empruntées à Kocher et qui montrent bien quelles seront les difficultés qu'on pourra rencontrer.

« Il faut avant tout mettre complètement à nu la circonférence supérieure de la tumeur, lier soigneusement les vaisseaux goîtreux supérieurs, les veines accessoires et la veine communicante supérieure, et là, si c'est possible, diviser l'isthme.

« Aussi bas que la chose peut se faire, on doit lier doublement et sectionner les vaisseaux (spécialement les veines), s'approchant de la surface de la tumeur. Là où c'est nécessaire on détache la portion sternale du sterno-mastoïdien et de même, du côté malade, les muscles montant du sternum vers le larynx. Arrive maintemant le moment critique où l'on doit, avec la pince à préhension que nous avons fait construire, saisir la tumeur et la tirer fortement en haut. A présent encore il est très recommandable de lier et de sectionner dès qu'ils deviennent visibles et avant qu'ils ne se déchirent, tous les vaisseaux s'approchant de la surface du goître.

« On ne réussit pas toujours à attirer le goître au

dehors avec une pince. Parfois il faut un long et large élévatoire mousse ou un instrument en forme de cuiller qu'on conduit sous la tumeur pour parvenir à amener le néoplasme.

« Il arrive aussi, dans les cas plus difficiles, que la tumeur soit absolument trop grande, pour pouvoir être montée à travers l'ouverture thoracique. Dans les kystes le procédé est simple : on ouvre la poche et on la tire prestement vers le haut. Dans des goitres colloïdes par contre, on doit se décider à l'exentération pour rapetisser la tumeur. On pénètre hardiment dans la tumeur avec le doigt. on déchire le tissu colloïde et on l'extrait par morceaux hors de son enveloppe ; on fait ainsi une espèce de morcellement comme dans de grands fibromes utérins.

« La différence, il est vrai, c'est que dans le goître il se produit une hémorragie considérable. On doit par conséquent remonter aussi rapidement que possible vers la surface la tumeur rapetissée, pour lier les vaisseaux restants. Si l'on n'a pas réussi à lier auparavant la thyroïdienne inférieure, on doit le faire maintenant et l'on ne peut pas non plus, pour cette raison, attirer trop rapidement la tumeur. Si à cette manœuvre l'artère se déchire malgré tous les soins, on arrête l'hémorragie par une forte pression faite avec le doigt vers le dehors et le bas jusqu'à ce qu'on puisse saisir le vaisseau, ce qui doit absolument être fait. Le tamponnement est insuffisant ».

On le voit, l'opération du goître intra-thoracique peut être très laborieuse. Dans certains cas même, l'extirpation peut d'emblée paraître impossible à cause des adhérences de la tumeur aux organes voisins. C'est pour de tels malades que certains auteurs : Billroth, Roux, Jaboulay, ont eu recours à la résection de la poignée du sternum. C'est là un moyen qui peut rendre de grands services et qui ne comporte pas tous les inconvénients qu'on pourrait supposer *à priori*. M. Jaboulay a bien voulu nous communiquer l'observation suivante :

OBSERVATION XXXVIII

Goître plongeant intra-médiastinal. — Dyspnée continue avec crises paroxystiques.

1re Opération. — *Mise à l'air. — Atrophie de la portion extériorisée.*

2e Opération. — *Trépanation du sternum. — Amélioration.*

G. J..., quarante ans, cultivateur.

Les antécédents héréditaires indiquent peu de chose : le père mort cardiaque à cinquante-neuf ans ; la mère vivante et bien portante, il est le seul enfant de sa famille.

Personne parmi les siens n'a présenté de goître ; cependant sa mère aurait eu le « gros cou » après son accouchement.

Le goître est endémique dans le pays où est né le malade.

Personnellement, sa santé a toujours été bonne. Il a fait son service militaire ; il s'aperçut alors d'une gêne vague à respirer à l'occasion d'efforts, de marche prolongée, d'ascension. Mais néanmoins jamais il n'a souffert autrement de troubles respiratoires.

En novembre 1901, il voit son cou augmenter de volume ; la face et le cou prennent un aspect soufflé. Un mois seulement après, en décembre, la dyspnée s'installe ; elle apparaît d'abord sous forme d'une crise, puis s'installe chronique, persistante, aggravée par tout effort ou tout mouvement. L'œdème de la face, des paupières, du cou donne une apparence bouffie à ce sujet.

Le 19 janvier 1905, il se présente à la clinique de M. le professeur Jaboulay. C'est un homme de grande taille, avec le cou court solidement constitué.

La face est bleu cyanotique avec une coloration analogue des muqueuses. Les yeux injectés, saillants, immobiles. Les jugulaires sont gonflées, tendues, animées de battements.

Le malade respire avec une grande difficulté, il existe du tirage sus-sternal et épigastrique, léger degré de cornage.

Au niveau du cou on constate une tumeur bilobée, entourant la trachée, mobile dans les mouvements de déglutition. Elle paraît plonger dans l'orifice supérieur du thorax; de grosses veines tendues la recouvrent. Au niveau du bord supérieur du thorax, on voit de grosses veines qui se dirigent parallèlement à ce bord.

Le thorax ne présente pas de déformation; la cage thoracique est puissante, mais en rapport avec la taille. Peut-être trouve-t-on une submatité en arrière de la fourchette sternale, mais cette constatation reste douteuse. Le malade se plaint d'une sensation constante de corps étranger en arrière de la fourchette. La respiration est soufflante, rude dans les deux poumons, sans signes stéthoscopiques appréciables.

Les deux membres supérieurs présentent un œdème dur, douloureux, bleuté, s'étendant de la racine à l'extrémité du membre. Les ongles ont une teinte cyanique.

Le pouls est rapide, à 100, de tension inégale à droite et à gauche; à droite, la tension est plus faible. Rien au cœur. Le malade bégaye depuis l'âge d'un an; les efforts de parole ou de toux augmentent sa dyspnée et sa cyanose. Les urines contiennent de l'albumine.

On discute la trachéotomie, mais M. Jaboulay décide d'attendre, en raison de la vascularisation inaccoutumée et de la possibilité d'attendre. On fait une injection par jour de bichlorhydrate de quinine et le malade est mis au repos.

Trois jours après son entrée, le 22 janvier, la cyanose a

disparu de la face, l'œdème des membres supérieurs est en voie de disparition, l'albuminurie n'existe plus. Mais la face demeure toujours bouffie, congestive; le moindre effort s'accompagne de dyspnée; la voix a prix un timbre spécial simulant un peu le bruit de drapeau.

On continue le traitement quininé.

5 février. — Le malade est très amélioré ; il peut se lever, mais il demande une opération pour être débarrassé.

Le goître semble avoir diminué notablement, les vaisseaux superficiels et les jugulaires sont toujours tendus. La respiration reste bruyante avec moins de gêne. Mais, toujours, le sujet ressent cette sensation constante de corps étranger rétro-sternal, et la dyspnée reparaît au moindre effort.

L'examen laryngoscopique montre qu'il n'existe aucun œdème, aucune paralysie des cordes. A signaler un nodule sur la corde vocale droite.

La radioscopie du thorax permet de déceler une zone d'ombre en fer à cheval dont l'extrémité inférieure affleure aux gros vaisseaux de la base du cœur. On voit aussi des masses diffuses à droite dans le thorax, devant lesquelles se déplace la paroi thoracique.

19 janvier. — Le malade endormi à l'éther, M. le professeur Jaboulay fait une grande incision verticale médiane. L'hémostase des plans superficiels est laborieuse en raison de la dilatation des veines.

Les deux lobes du corps thyroïde apparaissent volumineux, congestionnés. L'isthme est bas situé, au niveau de la fourchette, son bord supérieur la dépassant à peine.

L'extrémité supérieure de ces lobes est arrondie. La trachée n'est ni ramollie, ni déviée. Les lobes plongent dans le thorax; on ne peut en atteindre l'extrémité inférieure. Les tentatives faites pour remonter les lobes intra-thoraciques sont vaines, il est indiqué de terminer rapidement en raison de la cyanose du malade et du danger d'hémorragie; on voit, en effet, sur le bord supérieur du sternum courir d'énormes veines très dilatées.

M. Jaboulay extériorise autant que possible les lobes cervicaux et les fixe par des points de catgut aux tissus fibreux prétrachéaux et aux téguments. On ne referme pas la plaie.

Les suites opératoires furent bonnes, aucune température au-dessus de 38°5 ; la respiration s'effectue plus facilement, non bruyante.

Dix jours après, on constate une atrophie notable de la portion de goître mise à l'air. Les vaisseaux du cœur autrefois distendus sont encore visibles, mais revenus à leur calibre normal ; l'anastomose entre l'extrémité inférieure des deux jugulaires antérieures, si proéminentes le jour de l'opération et qu'on avait laissée à l'air, a diminué de volume dans de notables proportions.

16 février. — L'état reste identique, la dyspnée au repos n'existe pas, mais apparaît la nuit dès que le malade veut s'étendre, ou bien à l'occasion du moindre effort ; la voix est encore rauque par instants et le malade se plaint toujours de la sensation de corps étranger rétro-sternal.

14 mars. — État identique, les symptômes fonctionnels sont persistants ; cependant le goître mis à l'air et les vaisseaux sont atrophiés.

Un nouvel examen radioscopique montre des masses intra-thoraciques analogues à celles déjà vues au premier examen.

12 et 13 mars. — *Nouvelle intervention.* — Le malade est de nouveau endormi. M. Jaboulay pratique une incision en croix sur le tiers supérieur du sternum ; à la gouge et au maillet, il fait sauter une partie de la fourchette sternale ; la portion enlevée correspond à la surface d'une pièce de 5 francs. L'opération doit être terminée à cause de l'asphyxie. On termine en bourrant l'orifice fait dans le sternum avec de la gaze, qui arrête l'écoulement sanguin abondant qui provient des mailles du tissu spongieux.

A travers l'orifice fait au sternum on a pu explorer le goître ; il plonge dans le thorax où il est fixé ; il est difficile de l'extérioriser.

On panse le malade cinq jours après. A travers la brèche osseuse, des bourgeons thyroïdiens font issue ; le goître cervical a diminué encore de volume ; les vaisseaux sont affaissés.

Sous la poussée du corps thyroïde, on voit se faire une

fracture parcellaire transversale du sternum qui rend une parcelle de celui-ci mobile ; on extrait ainsi avec une pince un fragment de 2 centimètres de largeur environ.

Au dixième jour, à travers le sternum il est sorti un champignon du volume d'un œuf dont la surface commence à se sphacéler. Les troubles fonctionnels ont presque complètement disparu.

Dix jours plus tard, vers le 15 avril, le bourgeon thyroïdien tombe spontanément.

En juin 1905, le malade sort, sa plaie sternale complètement cicatrisée, le goître cervical presque atrophié; les vaisseaux de la région ont repris leur aspect normal.

Les troubles respiratoires ou vocaux n'existent plus. La dyspnée d'effort ne se produit pas ; la sensation de constriction laryngée a disparu ; en un mot, le malade peut être considéré comme guéri. Mais à l'examen radioscopique on voit encore une ombre thoracique.

Le malade sort et peut reprendre son travail.

Lorsque après l'intervention on constatera que la trachée est ramollie et que le malade asphyxie, il faudra empêcher l'aplatissement, soit par le procédé de Kocher, qui consiste à passer deux fils dans la paroi de chaque côté qu'on passe ensuite au devant de l'organe, soit en mettant une canule. La question, qui a été étudiée dans la thèse de Delmas (Lyon, 1894), peut se résumer ainsi : Il faut éviter la trachéotomie autant qu'on le peut. Mais lorsqu'on y sera contraint, il faudra employer de longues canules qu'on sera obligé de laisser longtemps pour calibrer la trachée.

CONCLUSIONS

1° Il existe deux grandes variétés de goître intra-thoracique :

a) Une *forme cervicale,* dans laquelle un goître situé au cou envoie un prolongement dans le thorax ; c'est la plus fréquente ;

b) Une *forme médiastinale*, dans laquelle la tumeur est située en entier dans la cavité thoracique; elle est plus rare.

2° On peut décrire une troisième forme que nous appelons *médicale* à cause de ses manifestations cardio-pulmonaires.

Elle mérite d'être bien connue, car elle peut faire errer le diagnostic, soit parce que le goître passe inaperçu, soit parce qu'étant reconnu, il n'est pas mis en cause.

Louis Cadet

La radioscopie et la radiographie seront d'un grand secours.

3° Dans les trois formes le traitement de choix sera le traitement chirurgical.

INDEX BIBLIOGRAPHIQUE

ADELMANN. — Beitræge zur Pathologie des Herzens, der Schilddrüse und des Gehirns. *Jahrbücher der philosoph. med. Gesellschaft zu Würzburg*, 1882, Bd. I, p. 104.

BILLROTH (Th.). — *Chirurgische Klinik*, 1871-1876, Berlin, 1879.

BÜCHER (J.). — Ueber circulære und retroviscerale Kropfe. Dissertation. Zurich, 1894.

BURKHARDT. — Bericht über die chirurgische Abtheilung des Ludwigs-Spitales, Stuttgart, 1889, S. 39.

BRAUN. — Zur Genese und Diagnostic der isolirten endothoracalen Kropfgeschwülste. *Deutsche med. Wochenschrift*, 1893, N. 11.

BIRCH-HIRSCHFELD. — *Lehrbuch der pathologischen Anatomie*, Leipzig, 1877.

BARDLEBEN. — *Ienaische Annalen für Physiologie und Medicin*, 1850. Bd. II.

BONNET. — Mémoires sur les goîtres qui compriment et déforment la trachée. *Gazette méd.*, Paris, 1851.

BRISTOW (I. S.). — Clinical lecture on a case of substernal bronchocele. *The medical Times and Gazette*, 1872, vol. II.

BOREL (F.). — Zur Statistik der Kropfextirpationen seit 1877. *Corr. Blatt für Schweizerærzte*, 1882, Jahrg. XII, N. 13.

BUTARESCO. — Considérations sur un goitre cytique suffocant rétro-sternal opéré avec succès. *Congrès français de chirurgie*, 1889.

BATTINI. — Thèse Montpellier, 1891. Contribution à l'étude du goitre rétro-sternal.

BERGER. — *Archives de médecine*, 1874.

BOUILLY. — *Bulletin de la Société anatomique*. Paris, 1873.

BROCHIN. — *Gazette des Hôpitaux*, 1874.

Caponotto (A.). — La mia sezione chirurgica nell' ospedale di San Giovanni di Torino, Torino, 1891.
Cruveilhier. — Traité d'Anatomie pathologique générale, t. II.
Chassaignac. — *Union médicale*, juillet 1849.
Chenet. — *Archives générales de médecine*, 1875.
Cotzos. — *Province médicale*, 1894.
Clerc. -- *Bulletin de la Société anatomique de Paris*, 1869.
Chemin. — Thèse de Bordeaux, 1895-1896.

Delmas. — De la trachéotomie et du calibrage de la trachée dans les goîtres, thèse de Lyon, 1894.
Du Clot. — De l'énucléation massive des goîtres, thèse de Lyon, 1900-1901.
Delore. — *Bulletin général de thérapeutique*, 1868.
Duplay. — *Gazette des Hôpitaux*, 1879.
Demburé (H.). — Beitræge sur Kenntniss der Tracheostomie per compressionem. *Würzburger med. Zeitschrift*, 1861, Bd. II, p. 420 423.
Demeure. — Fortgesetzte Beobachtungen über die Compressions-Kropfstenose der Trachea. Ebenda, 1862, Bd. II, p. 261.
Dubourg (M.) — Hypertrophie du corps thyroïde, tumeur dans le médiastin antérieur donnant lieu aux symptômes d'une hypertrophie du cœur. *Bulletin de la Société anatomique de Paris*, 1856.
Dittrich.— Struma cystica intra-thoracica. Verein deutscher Aerzte in Prag. Sitzung vom. 22. April 1887. *Wiener Med. Wochenschrift*, 1887.
D'Agutolo (G.) — *Memorie della Reale Accad. delle Scienze del Istituto di Bologna*, 1889, t. X.
Diethelm (A.) — Ueber angeborene Struma-Stenose. Dissertatio Zürich, 1890.

Engel. — *Osterreichische Jahrbücher*, juin 1841.
Eypinger. — *Prager Vierteljahrsschrift für prakt. Heilkunde*. 1875.

Fœrster (A.). — *Handbuch der spec. path. Anatomie*, Leipzig, 1863.
Ferrus. — *Gazette médicale*. Paris, 1851.

Gallois. — Thèse Paris, 1851.
Gangolphe. — *Province médicale*, 1894.
Goudraud. — Thèse Lyon, 1899-1900.
Gaucher. — *Bulletin de la Société anatomique*, t. XVII, p. 178.
Gierl. — Ueber Struma substernalis, *Neue med. chirurg. Zeitung*, herausgegeben von Dittrich. München, 1844.
Gauster. — *Wiener Zeitschrift*, 1855, Bd. XI.
Gruber (W.). — Ueber die Glandula Thyroidea accessoria, *Virchow's Archiv*, Bd. LXVI, S. 453.

Goris. — *Académie royale de Belgique*, Bruxelles, 1897.
Gosselin. — *Gazette des hôpitaux*, 1879.

Houel. — Des tumeurs du corps thyroïde, thèse Paris, 1860.
Heidenreich. — *Semaine médicale*, 1896.

Julliard. — *Revue de chirurgie*, 1883.
Jaboulay. — Chirurgie du corps thyroïde et du sympathique.

Kocher. — Chirurgie opératoire.
— Congrès des chirurgiens allemands, Berlin, 1901.
Kaufmann (C.). — Die Struma retro-pharyngo-œsophagia, *Deutsche Zeitschrift für Chirurgie*, Bd. XVIII.
Kretschy. — Verschliessung der Vina anonyma dextra durch eine carcinomatœse Struma substernalis, *Wiener med. Wochenschrift*, 1877, Nr. I.
Koch (C.). — Ueber 2 Extirpationen sufocatarischer Krœpfe. *Müncher med. Wochenschrift*, 1890, Nr. 3.
Krœnlein. — *Deutsche Zeitschrift für Chirurgie*, Bd. XX.
Kocher. — *Deutsche Gesellchaft für Chirurgie*, Berlin, 1901.
Klopp. — *Revue médicale de la Suisse Romande*, 1898.
Kricke. — *Müncher med. Wochenschrift*, 1898.

Lebert. — Die Krankheiten der Schilddrüse und ihre Behandlung. Breslau 1892.
Lüeke. — *Archiv für klin. Chirurgie*, Bd. VIII.
Dappara. — Thèse Paris, 1899-1900.
Lenormand. — Thèse Paris, 1900-1901.
Labbé. — *Bulletin de la Société de chirurgie de Paris*, 1871.
Lugenbuehl. — Traitement du goitre congénital. (*Beitræge zur klin. Chirurgie*. Bd. XIV, 3 (analysé in *Semaine médicale*, 1896).

Mettenheimer. — Tracheostenose durch ein compactes Geschwülst der Glandula thyroidea. *Würzburger med. Zeitschrift*, 1862, Bd. III.
Malard. — Thèse Paris, 1879.
Manasse. — *Berliner klinische Wochenschrift*, 1903, S. 379.

Naumann. — *Centralblatt für Chirurgie*, 1902, p. 63. *Gazette des Hôpitaux*, 1902.

Proust. — *Archives générales de médecine*, 1875.
Pozzi. — *Gazette médicale de Paris*, 1883.
Potain. — *Bulletin médical*, 1891.
Pollosson. — *Province médicale*, 1891.
Pollosson et Genevet. — *Lyon médical*, 1899.

Pfeiffer. — Die Darstellung der Trachea im Rœntgenbild, besonders bei Struma. *Beitræge für klin. Chirurgie*. Tübingen, 1905.

Rosenbach. — *Berliner med. Wochenschrift*, 1869.

Rose (Ed.). — Ueber die Extirpation substernaler Krœpfe. *Archiv für klinische Chirurgie*, Bd. XXIII.

Rose (Ed.). — *Archiv für klinische Chirurgie*, Bd. XXIII.

Rocher. — Thèse Lyon, 1902-1903.

Rey. — *Société anatomique de Paris*, 1873.

Reverdin. — *Revue médicale de la Suisse Romande*, 1898.

Riedel. — Schwierige Kropfoperationen unter localer Anesthesie. *Berliner klinische Wochenschrift*, 1903.

Rivière. — Thèse Lyon, 1893.

Schranz. — Zur Theorie des Kropfes. *Archiv für klinische Chirurgie*, 1885.

Schuch. — *Wiener med. Wochenschrift*, 1860.

Simon. — Thèse Nancy, 1896.

Terrillon (M.). — Goitre suffocant. *Bulletin et Mémoires de la Société de chirurgie*, 1880.

Tansini (J.). — Estirpatione totale di gozzo retrosternale, sequita con successo. *Gazzeta med. Italiana-Lombardia*, 1879.

Varay. — Thèse Lyon, 1902.

Virchow. — Die krankhaften Geschwülste. Bd. III.

Von Schrœtter. — *Wiener klinische Wochenschrift*, 1899.

Wagner (W.). — Ueber verkalkte retrosternale Strumen. *Verhandlungen der deutschen Gesellschaft für Chirurgie*, 1894.

Wœlfler. — Die chirurgische Behandlung des Kropfes. Zweiter Theil, 1890.

Wurhmann. — Die Struma intrathoracica. *Deutsche Zeitschrift für Chirurgie*. Leipzig, 1896.

Wild (Oscar). — Die Untersuchung der Luftrœhre und die Verwendung der Tracheoscopie bei Struma. *Beitræge für klinische Chirurgie*. Tübingen, 1904.

Lyon. — Imp. A. Storck et Cie, 8, rue de la Méditerranée